U0308509

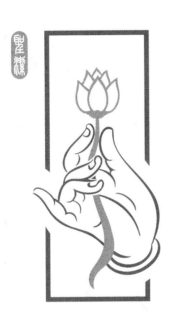

中医师承学堂
一所没有围墙的大学

医道传承书系
书系主编 / 刘力红

正脊心法讲记

胡雪琴　陈喜健　整理

高圣洁　传讲

全国百佳图书出版单位
中国中医药出版社
·北京·

图书在版编目（CIP）数据

正脊心法讲记 / 高圣洁传讲；胡雪琴，陈喜健整理 .—北京：中国中医药出版社，2022.4

（中医师承学堂）

ISBN 978 – 7 – 5132 – 7201 – 8

Ⅰ .①正… Ⅱ .①高… ②胡… ③陈… Ⅲ .①脊柱病—推拿 Ⅳ .① R274.915

中国版本图书馆 CIP 数据核字 (2021) 第 197967 号

中国中医药出版社出版

北京经济技术开发区科创十三街 31 号院二区 8 号楼

邮政编码　100176

传真　010-64405721

山东临沂新华印刷物流集团有限责任公司

各地新华书店经销

开本 710×1000　1/16　印张 16　字数 170 千字

2022 年 4 月第 1 版　2022 年 4 月第 1 次印刷

书号　ISBN 978 – 7 – 5132 – 7201 – 8

定价　158.00 元

网址　www.cptcm.com

服 务 热 线　010-64405510

购 书 热 线　010-89535836

维 权 打 假　010-64405753

微信服务号　zgzyycbs

微商城网址　https://kdt.im/LIdUGr

官 方 微 博　http://e.weibo.com/cptcm

天猫旗舰店网址　https://zgzyycbs.tmall.com

如有印装质量问题请与本社出版部联系（010-64405510）

内容简介

　　本书所阐释的正脊体系全称为"圣洁脊柱全息手法"（简称为正脊手法或正脊心法）。该手法以脊柱为核心，倡导整体观思维，将人体经筋与骨、脏腑、形神一线贯穿，骨正筋柔，阴阳自和。

　　本书由正脊心法传人高圣洁老师传讲。高老师从1990年跟师修习，致力于中医推拿手法研修与传承。浙江中医药大学附属第一医院胡雪琴博士、广西南宁同有三和中医门诊部陈喜健医师长期学用圣洁脊柱全息手法，将高圣洁老师传讲的正脊心法进行了基于临床实践的整理。

序
『本立而道生』的高老师

高老师是我的师父。

我一生有很多老师，带领我不断进步。但我心里尊为师父的，不仅仅是对我学业有帮助，更是率厉文武，身先士卒，示范我知行合一是什么样子，如指路明灯照亮我的人生的。师父在我心中，情感甚于父母。

高圣洁老师是我中医路上的引路人。我在认识高老师以前，因常年伏案弄坏了腰，得了一堆难以言状的死不了又活不好的疾病，比如说腰部晨僵、下肢肿大、肩背痛、手麻和失眠。工作一天，若不按摩就不能入睡，浑身太疼了。2014年秋天我认识了高老师，用了3个月时间追随她正脊，还顺便写了一本书——《女不强大天不容》。同有三和医馆的前台每年跟我随访一次，问我过去的症状是否还在，我大惊！我都忘记自己曾有这样多不堪的外伤！算起来都舒服6年多了。

我知道，很多中医医师最喜欢的一句话是《黄帝内经》上的"治病必求于本"，而高老师最喜欢的一句话则是《论语》里的"君子务本，本立而道生"。高老师把"治病"的专病专科，交给她的医师弟子们。她自己专心专事于"本立而道生"，以传承、培育治病救人的专业医师、养生保健的按摩师和手法师为人生使命。

这些年，我陆续写了很多文章介绍"圣洁脊柱全息手法"，很多亲朋好友拥趸粉丝慕名，从汤池追到同有三和上海金海医馆，受益之人无数。不少朋友还从求医迈上求学的道路，跟随高老师学习手法，有了这样的本领，十里八方的亲朋照顾起来得心应手。

曾经我在新加坡，新居装修，我的装修队长不小心从楼梯滑下，痛倒是不明显，但右膝盖不给力，上楼只能单脚用力。她说是膝盖受伤，我毫不犹豫地判断说："你脊柱错位啦！我给你复位一下，你马上就能爬楼。"她将信将疑，逼得我掏出中医硕士文凭证明自己是练家子。果然，手到病除，她下一分钟就上下自如，对我的景仰之情犹如我是神仙下凡。

其实我只学到高老师的皮毛边角。这些小本事还是我在跟高老师聊天的过程中，高老师传授一二于我的，然而便足以使我获得很多仰慕的眼光。治疗的路线，也随我旅行的脚步跨洋过海，惠至全球。

来过三和的朋友都知道，三和的医师和手法师你不用挑，都是经过严格把关、千锤百炼的。周围的人，与脊柱相关的病越来越多，有椎间盘突出、肩颈不适、脊柱侧弯的，还有强直性脊柱炎、股骨头坏死的。很多朋友寻医问药半生，最终竟然是在我们这儿治愈的。下电梯去三和上海医馆，原本有一级台阶，不高，抬腿就能上，但因为很多病人是坐轮椅或推着床来的，我们不得不修了坡道。这样病人来的时候不良于行，在"圣洁脊柱全息手法"医师团队的帮助下，离开的时候多是自己走着出去的。其实不用太多广告，疗效会让口碑一传十，十传百。

很多人说高老师长了双神手。错！高老师长了颗仁心。她最大的功绩不在修复脊柱，而是在教育学生，传承道统。三个月的基础班课程，她每天亲自授课，学生上课加对练，早八点到晚八点，在上海收费三万。对于现在很多课程三五天动辄好几万而言，我们的手法课连本儿都保不住。学员考试，全在她身上没轻没重地打，经常把她的皮肤搓破或肌肉被打伤。而她自己给自己治疗后，则再接着考。现在我很难见到像高老师这样痴狂的教师，为教学生，不惜性命。

报名来上课的学生，从最初的零起点，到现在因受惠于"圣洁脊柱全息手法"，举家过来学习的高学历人士、医学院学生、辞了公职的医务人员越来越多。很多人感佩于高老师的高风亮节，无私奉献，有来三和做义工的，有捐钱捐物的，还有放弃高薪拜师在三和潜心学习的。

我常想，一个不起眼的终身吃素的老太太，怎么有这么大的愿力，明明可以凭本事年入几百万，却甘愿掏心掏肺教手法。她教课颠覆了我对传统"师父"含义的理解。以前"徒弟徒弟，三年奴隶"，现在倒好，高老师教课毫无保留，生怕你学不会。为了鼓励众学生好好学手法，她舍出家当送书、送艾条、送日用，遇到学生困难的还要送钱。

高老师说："我当年跟随师父的时候，师父告诉了我很多疾病的治疗方法，只说脊柱病难以治疗，这也是道家修炼中的三关难过——尾闾、夹脊和玉枕。我学完了师父的理论，就想把师父的难题攻克了，补上师父的这门缺。"

一个简单的发心，成就了今天的高老师。

认识高老师的人都知道高老师两大癖好：只要醒着，得空就看书，没书就"修理"人。

我与高老师因工作关系出行数次，无论外面风景多好，她只管低头看书。若电子书没电了，她就逮住我开始揉，边揉边跟我讲正脊心法，逐渐套我入瓮。我就是这样耳濡目染学的皮毛，却也够覆盖一方父老。山水美景对她意义甚少，她活着只有两大目标——学习、教书。在她常年的熏习下，我现在盯人看，忽然会冒出一句，你骨盆歪了、你胸腰结合处有错位……

几年前，我正式拜师成为入门弟子。其实高老师多年来一直在传授我，手把手，心连心。我们之间，只差那个形式。

拜师的前一天，我莫名地紧张，走台彩排了好几遍，不多的几句台词，老是说错。大场面见惯的我，很少那么提心吊胆过。

仪式开始，高老师率领众弟子向本门祖师叩拜，最后一句"告慰天师，本门香火不断后继有人"的那一刻，我忽然泪流满面。

真正的后代，哪里只是血缘亲啊！不孝有三，无后为大的"后"，是指道统传承延绵不绝。中华文明之所以千秋万代后继有人，最重要的不是血脉是文脉，不是血统是道统。真正的传承，是思想、精神的延续。

我的师父，今年六十多了，终年无休，传道授业解惑，还多次在我危急时刻奔赴我身边救助。她图什么？她就是害怕"骨正筋柔，气血以流"的导引按跷之术昧在她的手中，无颜去见列祖列宗啊！每多一个弟子传承，就多一颗种子散播。你我他都是她千千万万颗蒲公英种子里有可能带去春的信息的那个。

我学了手法，也学了针法，还学了汤药。我有三位引我寻道的师父，师父们在我心里是一样亲的。但在治疗顺序上，我一般是手法第一，针法其次，汤药最后。能用手法解决的就不动针，针到病除的，就不下汤药。

原因无他，我遵循《黄帝内经》之法："善治者治皮毛，其次治肌肤，其次治筋脉，其次治六腑，其次治五脏。治五脏者，半死半生也。"九针出于南方，毒药出于西方，只有导引按跷是中正之法。这也符合西医的由外至内、从无创到有创的诊断疗法。

感谢高老师带给我的随身法宝，让我取之不尽，用之不竭，只要手在，疾病就能化解。

我的一位企业家朋友，也是高老师的弟子。他跟我说，随高老师学习，并不是为了以后用手法治病，而是学习她视富贵如浮云、无欲无求的赤诚之心。这需要用一生的时间去参悟。

我说，错了，高老师不是无欲无求，而是欲望深重。

她是希望普天下人身无疾苦，是希望能力所及之处弟子广布。

佛家说，富有恒沙界，贵为人天师。

从这个意义上说，高老师是大富大贵之人。

六六

2021 年 6 月

自序

本书能够问世，我多年来的一个心愿终于落地了。

这本书其实是以"圣洁脊柱全息手法班"的教学内容为原型，进行了一定的整编和增补。这么做的目的，一是想让脊柱手法的践行者们能有一本具备实用价值的参考教材；二是在此基础上，贯彻同有三和创立时"家家有医生，人人都健康"的初衷，让这套手法也能走近普通百姓，为传承尽点绵薄之力；三是我也希望能通过这本书，与所有对手法、对中医、对传统文化抱有热忱的朋友们，展开某种意义上的对话。

然而在一切开始之前，我想跟大家介绍一下这套手法的由来，这就得从1990年我遇到师父说起了。

那时我在省文化局上班，为了再进修又回到学校。在那之前，我在化工厂当过电工，参加过民兵"大比武"，也在农村挖过河道、扛过麦包。回想起来，当时自己就是时代的一叶浮萍，没有什么自主性可言，而且不仅是我自己，身边的人也都一样。我从小体弱多病，在人生的头三十年经历过多次死亡。后来我常半开玩笑地跟人说，年轻的时候我从没想过自己能活到现在，而且还因祸得福——为了治好自己的身体，我遇见了师父。

师父是一位传统文化的践行者，通过他我才接触到了传统文化的源流，才明白了什么是医、什么是传承、什么是自然。我在山上与师父、师兄们相处了近十年，也许有人会把山上的生活想象成"采菊东篱下"那样的意境和故事，可实际上我们每天所做的事，无非就是读书、干活。除了日常学习，师父给我们分配了各种任务，浇菜、烧饭、打扫宿舍，大家相互协作，有条不紊地运转着。也就是在那种朴实的时光里，师父的一言一行让我明白了"修行"无非就是日常点滴事，而"高人"就是用心把这些点滴事给做好。

所以我在1999年下山的时候，心心念念的就是如何把在师父那里的所学所得落实到生活中。而这套手法的缘起，本质上就是对这份心念的贯彻，因为我觉得这是我从师父那里学到的最重要的东西。

回到郑州后，我听说有个按摩学校在招生，想起师父曾经说过我们学的这些东西如果能结合上按摩就能帮助更多的人，于是我就报了名。在按摩学校学习期间，我系统钻研了中医学、推拿学、手法学、解剖学、诊断学等专业知识。

当时按摩学校里教的更多的是我们今天所说的广义上的按摩，如放松肌肉、缓解酸痛，不能说没用，但总觉得跟师父教我们的以及在《黄帝内经》里看到的"导引按跷"，不像是同一个东西。经过这么一遭，我才意识到师父给我们的东西有多么珍贵，而我也不再奢望天上会掉下个馅饼，路还是要自己走出来。

不得不说，郑州真的是按摩这门手艺的沃土，我上班的那条街，就得有好几间按摩院。我从在别人的店里打工，慢慢地自己也开起了按摩养生馆，带起了学生。日子过得红火了起来，一些其他的东西也在生根发芽。如果回过头去看，现在的脊柱全息手法，大部分操作层面上的东西就是在郑州的那几年慢慢落地成型的。实际上当时我不过是守着师父的东西，在一个接一个的患者身上实践过来，总结它们的共同规律，再回到传统经典、回到现代解剖学上去找理论依据。

当然，融会贯通是个漫长的过程。我非常清楚，此时这套手法，一方面其核心是我们文化中最经典、最传统的那些东西，另一方面它已经可以在现实操作层面落地，但是两者之间缺少一个完整的理论框架作为桥梁，使得手法中的许多"为什么"只能用身心去感受，却很难用语言去解释。这导致我的许多学生，要么就是只学了一个形，不知道这其中的所以然；要么就是尽管体会到了传承中的精髓，用的时候却路不对门，只能又像我当初那样自己去摸索。

后来很长一段时间我都感到很无奈。我资质平平，嘴也笨，尽管这么多年来看书、自学从没间断过，但我知道自己在理论知识体系上，距离理想状态还有很大差距。在师父那里得到了那么多，让我感到万分幸运，但在此时却更像是一个包袱，让我不敢有丝毫懈怠，生怕没能把他的东西继续传递下去。

好在我有一群可爱的学生，我对他们非常严厉，但其实每当我看到他们的时候，总让我感到一种要坚定走下去的力量。我的儿子陈玥谷，也选择了中医作为自己的学习和研究方向，慢慢地，我们也从母子变成了亦师亦友的关系，从手法、中医，到对天地自然的理解，我们无话不谈，互相启发。有时候我甚至会产生那样的感觉：如果日子就这样下去，也不错。但此刻我又被带向了人生的另一个转折——与刘力红老师的相遇。

说起来，这事儿还与陈玥谷有关。2008 年那会儿，他常去广西中医药大学学习，在那里他结识了吴心立和马昆。在马昆的引荐下，我认识了刘力红老师，也才有了后来去广西中医药大学经典中医临床研究所讲课的经历。

我现在常会对人说，刘力红老师是我遇到的第一个真正的中医。因为他，我对中医建立了全新的认知；也是因为他，我开始真正地从中医的角度建立这套手法的理论体系。后来我参加第一届扶阳论坛，走进同有三和，从郑州到广西中医药大学，又从南宁到安徽汤池，在汤池结识了六六，最终来到现在的上海医馆，一路上处处都有刘老师的身影。

遇到刘力红老师后离开郑州的十年里，是这套手法从内核到理论、实操等方方面面进一步细化的过程。在这段时间里，我带出了二十一期手法班学生，我也和我的学生们一起，帮助不少患者走向了身心健康。我从患者和学生身上也学到了不少东西，而这所有的一切也都在不断打磨和完善这套手法。

在我的学生团队中，既有各大医院的临床医生，也有养生保健机构的按摩师、手法师；既有大学教授，也有中医小白。二十多年来，先后有很多针灸推拿医师、内外妇儿医师学修和践习"正脊心法"，通过对广大患者的诊疗、对亚健康者的调理，不断整理和完善"正脊心法"，使得这套手法既有传承，也有创新和发展。

我与刘力红老师、与六六、与同有三和的故事还在继续，这部分可能得放到以后再说了。如今我最感慨的是，当初满心所想的都是如何把从师父那里学到的东西落地到现实生活中，可回过头才发现，生活本身才是真正的养料，无时无刻不在反哺着我那颗惴惴不安的心，让它渐渐打开，渐渐成长。我仿佛回到了原点，又见到了师父。

动笔写这篇序言的时候，编辑刘观涛老师的建议是，希望我能对这个手法的由来，以及它所涉及的辨证理论体系做一个概括。我感到难度非常大，其一是因为我确实不擅长进行逻辑严密的表达；另一个原因是这套手法的确不是基于某个理论体系建立起来的，它的诞生更像是一种实践经验的总结，而后再去寻找与它相应的理论。观涛老师的良苦用心让我很感动，我也一直在想怎么能够让大家最直接地明白这个手法是什么。最后用了一个笨办法，就是把手法诞生这三十年的故事大致写一下，希望大家读过后，对这个手法是什么能够稍微有点直观的感受。

毕竟，这个手法确实与我这三十年的生命交融在了一起。

高圣洁

2022 年 1 月

目录

第一章　总论 ··· 001

第一节　十六字方针 ····················· 002

一、世界观与方法论 ·············· 003

二、观察与模仿 ······················ 005

三、针对性与目的性 ·············· 008

第二节　手法治病的原理 ············· 009

一、手法的定义 ······················ 009

二、手法治病的原理 ·············· 010

第三节　感觉是手法的灵魂 ········· 014

一、什么是感觉 ······················ 014

二、感觉什么 ·························· 015

三、怎么"炼"感觉 ·············· 016

第四节　手法作用的基石——经筋 ········· 019

第二章　脊柱对人体的重要性 ········· 021

第一节　重新认识脊柱 ················· 022

第二节　脊柱与督脉、足太阳膀胱经及
内脏的关系 ···················· 024

一、脊柱与督脉的关系 ·········· 024

二、脊柱与足太阳膀胱经及内脏的
关系 ·························· 025

三、从医学观点看待脊柱 ········· 026

第三节　脊柱与疾病的对应关系 ········· 028

一、颈椎 ······························ 029

二、颈椎胸椎结合部 ……………… 031

三、胸椎 ……………… 032

四、胸椎腰椎结合部 ……………… 033

五、腰椎及腰椎骶椎结合部 ………… 034

六、骶椎及骨盆 ……………… 035

第三章　脊柱病的分类 ……………… 037

第一节　侧弯类 ……………… 040

一、抛物线形侧弯 ……………… 040

二、斜线形侧弯 ……………… 041

三、反弓 ……………… 042

第二节　错位类 ……………… 043

一、斜卧状、等号状 ……………… 043

二、折角状、Z字状 ……………… 044

三、外出状、左－右－左状 ………… 045

四、楼梯状 ……………… 046

五、前凸状、后凸状 ……………… 046

六、前上后下状、前下后上状 ……… 047

第三节　骨盆倾斜 ……………… 049

第四章　脊柱病的诊断 ……………… 051

第一节　望诊 ……………… 053

一、头面部望诊 ……………… 053

二、躯干四肢部望诊 ……………… 057

第二节　触诊 ·········· 060

一、俯卧位检查法（"三位一体"
诊断法） ·········· 060

二、坐姿检查颈椎 ·········· 061

三、检查骨盆倾斜 ·········· 061

第三节　问诊 ·········· 063

第五章　良好手法的必备条件与
注意事项 ·········· 065

第一节　良好手法的操作原则 ·········· 066

一、三个"两头轻" ·········· 066

二、两轻两重 ·········· 068

三、三秒节律与反射弧 ·········· 069

四、借力、"磕头虫"与四个节拍 ··· 070

五、疼痛阈值 ·········· 074

六、"修渠"与"点豆" ·········· 075

第二节　良好手法的操作要求 ·········· 077

一、刚柔并济 ·········· 077

二、渗透持久 ·········· 079

第三节　明确目标 ·········· 082

一、"找东西"与"顺藤摸瓜" ·········· 082

二、链接的重要性 ·········· 086

三、不错不漏不走样 ·········· 087

四、沟通在调理中的作用 ·········· 087

第四节　手法调理中的注意事项 ············ 097

一、匀速运动 ············ 097

二、补泻 ············ 097

三、手法的作用点 ············ 099

四、异病同治与同病异治 ············ 100

五、对称性与整体观 ············ 101

六、如何保护手肘 ············ 102

七、手法的禁忌 ············ 104

八、排病反应 ············ 105

第六章　临床篇 ············ 107

第一节　全息手法的调理五部曲 ············ 109

第二节　下肢部位的调理手法 ············ 111

一、髋关节手法 ············ 111

二、足太阳、足少阴经筋手法 ············ 113

三、足少阳经筋手法 ············ 118

四、收功点穴 ············ 120

第三节　上肢部位的调理手法 ············ 122

一、肩胛骨 ············ 122

二、上肢 ············ 124

第四节　颈肩部的调理手法 ············ 133

第五节　腰骶部的调理手法 ············ 141

第六节　胸腹部的调理手法 ············ 148

第七节　头面部的调理方法 ············ 156

第七章　常见病的认识及手法治疗 ·· 161

第一节　颈椎类 ·· 163

一、眼部问题 ·· 163

二、咽炎、扁桃体炎 ······························ 163

三、打鼾、气管风鸣 ······························ 164

第二节　胸椎类 ·· 165

一、感冒发烧 ·· 165

二、副乳 ··· 166

三、乳腺增生、乳腺囊肿 ······················ 166

第三节　腰椎类 ·· 168

一、生理曲度消失 ··································· 168

二、腰椎间盘突出 ··································· 169

三、椎间隙变窄 ······································ 170

四、椎管狭窄 ·· 171

五、膝关节问题 ······································ 171

六、儿童生长痛 ······································ 172

第四节　肛肠类 ·· 173

第八章　脊柱病的日常预防 ·················· 175

一、行 ··· 177

二、站 ··· 178

三、坐 ··· 179

四、卧 ··· 179

第九章　圣洁心语 ················ 181

第一节　经验的两面性及所知障 ·········· 182

第二节　矛盾对立统一 ············ 187

第三节　量变到质变的过程 ·········· 193

第四节　处处留心皆学问 ·········· 202

第五节　得失与修行的三士观 ········· 206

第六节　信、愿、行对学习治疗的作用 ··· 212

第七节　庖丁解牛与观想法 ·········· 216

第八节　意、气、力 ············ 221

第九节　技术与艺术的差异 ········· 224

第十节　内求法与外求法的区别 ········· 226

第十一节　自讼 ··············· 228

附 ···················· 230

代后记　感恩 ··············· 231

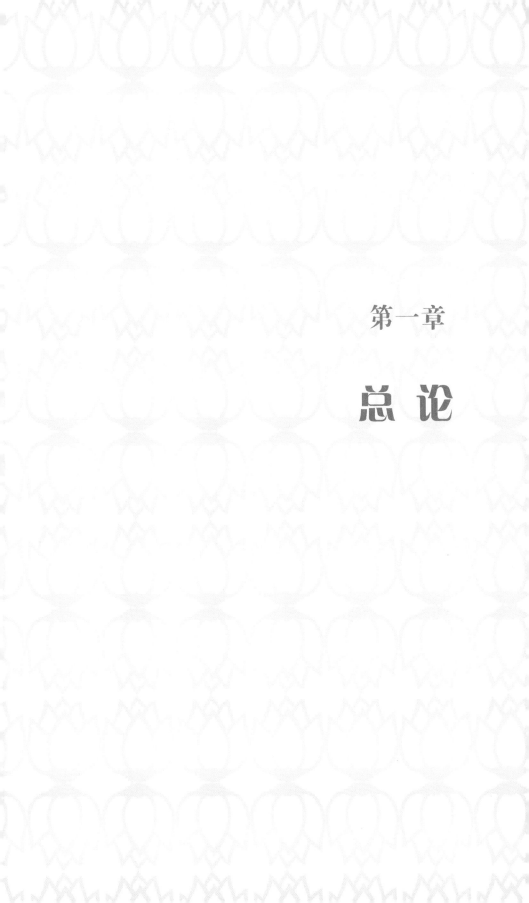

第一章

总　论

第一节
十六字方针

长久以来我一直有个心愿，期盼着考古学家能发掘出与《黄帝内经》齐名，但在历史中有只言片语记载的《黄帝岐伯按摩经》，甚至觉得哪怕只在梦中看一眼也好。这么多年过去了，梦想没有成真，我却一直在思考，如果说经典的价值是传承，那么传承又到底是什么？

当年师父在山上给我埋下一颗种子，我用了三十年的时间让它开出了花，也就是现在的手法。这朵花现在的样子，是师父当年就已经想好了的吗？很多时候，我觉得冥冥之中被引导着所做的一切，其实只是曾几何时别人不经意的一句话，那句话就像是落在湖面上的第一滴水，然后就是一发不可收拾向外涌去的涟漪。但如果真的去追溯，师父所给我的那个东西，其实是含而不发的。

或许，正因为它含而不发，所以无形无相，这样才有可能跨越时空，在每一个时代里，吸收属于这个时代的养分，而顺应时势地展现出它的气象？如果真的是这样，那我觉得传承就是一颗万能的种子，任沧海桑田，文明变迁，它都在实现着祖先的那个本心。

传承是有生命的。

经典又何尝不是如此？一部《道德经》，是帝王家的南面之术，也是战场上的攻伐谋略；是修行人的道书丹方，更可以是寻常百姓的养生之法。我绝不敢自比古圣先贤，认为自己有能力留下某种能够穿越时代的东西。我想我们之所以有经典，是因为历史大部分的信息都会随着时间的推移而流失，而经典恰恰是对这些信息的归纳性总结。既然无法成为圣贤，那么我们是不是可以学习一下古人，至少把一些东西试着整理成纲。当我们有了一个框架、一个指导性方针，只要这套纲领框架一日健在，我们就能以此为支点，在不同的时间、不同的地点，演绎出不同的应用。

我把这套纲领，视作自己看待问题与解决问题的基础，并总结成十六个字，称为"十六字方针"——世界观、方法论、观察、模仿、针对性、目的性。

一、世界观与方法论

世界观，既是一个人对这个世界基本规律及其演化出来的样貌的认知，也是一个人认知世界时所立足的观察角度，前者往往取决于后者。中国传统中不太用"世界"这个词，说"自然"比较多，而且在传统的语境里，一般不会说我们怎么看自然，而会说人与自然的关系。在传统文化中，我们与自然是分不开的，我们是自然的一部分。

这些说起来只是一句话的事情，我在山上跟着师父却花了近十年的功夫才真正地体证到这一点：我们是自然的一部分。

自然何其庞大，跟它比起来，我们都太渺小、太微不足道了。我们常听人说"天人合一"，但真正的"天人合一"并不是一般人能够承受的。想象一下地震和洪水，我们弱小的身躯和心灵是否接得住这个力量。所以说天地是慈悲的，没有直接把山河灌到我们的身体里，而是四季日夜交替着风吹草动，润物细无声。

仅我个人对"天人合一"的理解，是一种对自然法则的谦卑。首先我们得知道自己是她的一部分，一荣俱荣，一损俱损，不要妄想自己能从她身上拿走什么，最终我们都要还出来的。然后就是得明白自己其实时时刻刻都正在被自然影响着，要知道自己是那个小分子，而自然是那个大航母，我们充其量是在五指山内翻跟头，顺应她，省时省力；与她抗衡，只能是吃力不讨好。

但也是从这个谦卑出发，当我一想到我们人类的文明，乃至这么小的一个我自己，都是从这磅礴壮丽的自然中演化来的，又不免会感到欣喜，感叹自然的精妙。

所以世界观的真正意义并不是告诉我们这个世界是个什么相，而是让我们能有一个大处，能有一个切换视野的空间，当我们心里有了一个远方，就不会被自身的渺小限制，不会被眼前的琐碎窒息。就像苏轼在《题西林壁》中描述的那样，前半段"横看成岭侧成峰，远近高低各不同"是在说我们在认知事物时，会受到自身所处环境的印象而有所局限；后半段"不识庐山真面目，只缘身在此山中"则告诉了我们摆脱这种局限的方法，那就是跳出来，从眼前的场景脱离出来，回到世界，回到自然，这时，世界观就开始发生作用了。

丢掉情绪，丢掉判断，丢掉利害得失，想想天地，想想眼前事物在天地间有没有类似的现象，想想天地自然是如何"处理"这些现象的。

这个过程虽然好像只发生在我们的心里，但实际上每一次的"想"，都是整个身心状态对我们所想的那个自然的一次模仿，久而久之，我们应对万事万物的方法也就朝那个方向去了。所以说，世界观和方法论是分不开的，从道体、名相、功用的角度来说，体不可言说，世界观是相，方法论即为用。

脊柱全息手法也是一种用，是对"谦卑于自然"这个世界观的实践。若要详细说之，便是整本书想要向大家传递的内容。这里仅列出两点，作为贯穿始终的心要，无论我们在手法的道路上走到哪里，只要回到这里，就始终还有一个远方，还有一个余地。

1. 我们都只是自然的一部分。因此我什么都没有，一切都只是上天假借我的手而已（谦卑）。

2. 一切现象都只是自然的演绎。所以当无法判断是非对错时，就去看看这件事是否合乎自然（明白我们真正的老师是谁）。

二、观察与模仿

古语曰："以铜为镜，可以正衣冠；以史为镜，可以知兴替；

以人为镜，可以知得失。"

在宏观上我们可以通过观察和模仿自然，给自己树立正确的知见。落在生活中，则是观察自己，观察周围的人和事，观察他人处理问题的方式方法，并进一步去模仿你所需要模仿人物的言行，以修正自身，进而能达到自己所期望的境界。观察和模仿既是我们的本能和天性，也是学习进步中不可缺少的方法。

在手法学习中，需要细心观察老师手法操作的姿势，以及其动作、快慢、节奏、方向、角度、轻重、顺序等，通过认真观察并细致模仿，从而掌握手法的要领。

在手法学习中，观察和模仿分为四个层次：像、对、好、精。这也是考核的标准。

1. 像

学习首先要学会"像"。"像"就是模仿，当观察到要学习的人和事，就开始模仿他的语言、行动，一定要学像。

比如你模仿某歌星唱歌，模仿时不但声音要像，动作、神态等都要像。

学习手法时，去模仿老师和助教的手法，一定要做到"像"才行。例如，老师示范手法时的体位，手肘的方向、位置、角度，动作的节奏，用力的大小、轻重等都要观察到。这些只有观察得细致，体会得深刻，才能模仿得像。

2. 对

"对"是建立在"像"的基础上的。"像"只是形似，"对"还包括了神似。

在操作的过程中，肘或手下要能感觉到"东西"，这个"东西"是否为病理产物？是粘连？韧带？渗出？什么性状？什么质感？并作用在"东西"上面，通过手法的作用力把"东西"分解开来，力求使被"东西"阻滞的经络气血畅通起来。同时，手法的连贯性和力度要使对方感觉到舒适，在身体和精神两个层面都可以得到积极的改善。

3. 好

"好"的层次，在手法操作时，不仅能感觉到东西，还要把多层面、多角度、多深度的"东西"完全把握在你手或肘的感知下。无论"东西"如何千变万化，也尽在手和肘的掌握之中，最终被彻底瓦解直至消融，给身体营造一个气血正常运行的健康环境。

"好"不仅对身体病态下的经络、经筋有感觉，还要对患者精神状态有所洞察，并在调理过程中尽量与患者能够共情、呼应。当手法师把自己对患者身心状态的感受告诉对方，分析出症状的表现与产生症状的原因，并能够得到患者的认可，这就是"好"。所以它包括了身、心两个层面，在身的层面直指要点，针对性强，目的性明确；在心理上，给对方创造一个安定的氛围，让对方的心有归属感。

4. 精

"精"的层次是手法的较高境界，是指在熟练掌握了手法与感知力极大提高的基础上，达到了随心所欲的境界。"精"就是可以把无论是心理还是身体的极细微之处的问题、隐性的病灶都找出来，并提前解决掉，这就是细致入微。

三、针对性与目的性

在手法操作的过程中，要针对不同的病症采取不同的方法，从而达到更快、更好治愈疾病的目的。有正确的世界观做指导，无论遇到问题还是疾病，必须具有很强的针对性和目的性。

人的一生，会有各种不同的际遇。而有一个更透彻的世界观，在处理各种问题的时候，针对性就强，目的性就明确，做事就沉心定气，全面思考。特别是遇到逆境的时候，尽可能提高自己审视问题的高度，针对自己的情况，清楚自己的目标，才能够成就更好的自己。

以上所讲的十六字方针，其中世界观与方法论是最重要的。世界观与方法论是指导我们正确、全面看待问题和处理问题的根本；而观察、模仿则是学习手法的基础路径；针对性与目的性是具体的实施方案。

如果能够深刻理解和用心实践十六字方针，不仅可以让我们在研习手法的路上有所收获，而且对我们的人生也会有很好的指导意义。

第二节
手法治病的原理

一、手法的定义

《素问·异法方宜论》曰："中央者，其地平以湿，天地所以生万物也众。其民食杂而不劳，故其病多痿厥寒热，其治宜导引按跷。故导引按跷者，亦从中央出也。"

这里的"导引"是自主引导气血的运行；而"按跷"则是通过手法，作用于人体的皮肉筋骨，疏通其所阻滞，或打通气血不易通过的关卡，从外部帮助气血运行。两者的目的都是使气血正常周流输布脏腑四肢百骸，使生发无碍，归藏有处。虽然相对而言，一个由内，一个由外，但掌握动静出入的机在于心，度也在于心。由内的我们自己能感觉到，由外的我们通过肢体的动作接触也能感觉到，因为身随心动，肢体的动作变化一定是因为心思变化而产生，手的机巧也一定是因于心的灵动。正如《医宗金鉴》中所述："手随心转，法从手出。"心是手的主导，手是心的外候。这也是没有将其称为按跷、按摩等，而称为手法的原因。

二、手法治病的原理

我们人有一个本能现象，身体某个部位不舒服，会自觉不自觉地去抚摸不适的部位；某个部位出血，会下意识地用手按压出血部位。人们的这种起于心、动于形的本能反应，下意识的自我抚慰、自我保护的状态就是手法治病的雏形，也是手法治病最直接的方式。

到了《黄帝内经》时代，随着人们对人体、疾病、天地有了更深的认知，产生了砭石、毒药、灸焫、九针、导引按跷五类治疗疾病的方法。而经脉更是这些方法能够作用人体并起效的最重要的组成部分。

《灵枢·经别》云："余闻人之合于天道也，内有五脏，以应五音、五色、五时、五味、五位也；外有六腑，以应六律。六律建阴阳诸经而合之十二月、十二辰、十二节、十二经水、十二时、十二经脉者，此五脏六腑之所以应天道。夫十二经脉者，人之所以生，病之所以成，人之所以治，病之所以起，学之所始，工之所止也，粗之所易，上之所难也。"

《灵枢·经水》云："经脉十二者，外合于十二经水，而内属于五脏六腑……夫经水者，受水而行之；五脏者，合神气魂魄而藏之；六腑者，受谷而行之，受气而扬之；经脉者，受血而营之。"

《灵枢·经脉》云："经脉者，所以能决死生，处百病，调虚实，不可不通。"

我们可看到经脉外应天地四时变化，内合四肢脏腑气血生成。不但是维系自身四肢百骸脏腑的关键，还是人体与天地沟通的桥梁与管道。对于生死、虚实和疾病来讲，无论是正向还是负向的影响，都是通过经脉产生作用的。邪气中人后，邪气是出是留，是留于络还是留于经，还是积留于脏腑，都取决于经脉。经脉能力大则邪出，能力小则邪留经络，能力弱则邪积聚脏腑，百病骤起。经脉的能力大小由两点决定，一是经脉气血是否充足，二是经脉是否淤堵。而影响这两点的又有三个方面：一是脾胃是否强健，二是经络淤堵是否及时被清除，三是机体是否骨正筋柔。脾胃为后天本源，强健则气血自足。及时疏通经络则不会造成淤堵。而骨正筋柔，骨为干，是人体的基础框架结构；筋为刚，一个维系骨与肉脉皮的连接。骨与筋决定了肉、脉、皮的走向，气血运行是否通畅，如同河流、气流围绕山川流动。手法于这三个方面都可以起到很好的疗效，可以使歪斜的骨节回归正位、僵硬的筋恢复柔软。及时疏通淤堵的经络使管道通畅。去除脾胃的积聚使其强健，且脾胃主四肢肌肉，经筋、经络的通畅本来也会减掉脾胃的负担。

古人云："导引按跷为神仙之术。"神仙是怎样的一群人呢？在《汉书·艺文志》中把神仙归为方技者，与医经、经方、房中并列。"方技"皆有"生生之具"，就是有了探究"生生"的可行性操作方法的人。而神仙者"所以保性命之真，而游求于其外者也，聊以荡意平心，同死生之域，而无怵惕于胸中"，点明了"保性命之真"是其特点，这一特点也是道家最重要组成部分。那么导引按跷一定有"保真"的要素，才可能被称为神仙之术。保真最重要的是要无漏和持满。外避虚邪贼风，食饮有节，起居有常，内则恬淡虚无，精神内守，以期常保性命之真。然而人生于天地间，所谓"天之在我者德也，地之在我者气也"，人体很难不受到五位、六淫、七情等各种侵袭影响，有侵袭就有滞留，就不能保真。这时候导引按跷这种既不借助于外物亦可以时时运用，使内疾不留、外邪不入，能够全其真的方法是最合适不过的了。

导引也叫"道引"，可以简单理解为宣导气机，也可以理解为引气血时时周流使通道无碍。而按跷，按既有"按"的动作，也有"安"的作用，只是在治疗不同的人，不同的阶段所占比重不一样。当然"按"本身就包含着"安"，或者说我们的目的就是要安。那么跷呢？可以简单理解为跷脉，也可以展开思考一下。跷脉为什么叫跷脉？"跷（蹻）"字本身就有高而曲的象，也有速疾之意，在道家常把这个字用在神行术或飞升上面，有"乘跷"一说。人身经脉本来有高下浅深阴阳之别，而跷（蹻）脉就像一座座小桥，连接上下左右诸经脉，既有高而曲的象，而且连接来后流动自然速疾。跷脉这种特征容貌也是我们进行按跷时诸经气血运行的容貌，高起而速疾，如此才能通淤开结。但也要留意，按跷的目的不仅要气血周流无碍，也要使气血有归处，手法的刚柔、力度的大小、时间的把握都要适中。

再有道家养生的人都要行气血、练周天。小周天上有几道不易通过的关卡，所谓尾闾关、夹脊关、玉枕关，仔细去看都和脊柱有关系。脊柱出了问题，导引行气的时候障碍非常大，通过手法和正脊结合处理以后，可以感觉到气血运行的速度和广度都得到了极大的改善。

手法是一种以手疏通淤堵的经络，而使气血畅通的治疗疾病方法。治疗方法的世界观以脊柱与脏腑、肢体对应关系的思路为"理"；以手或肘对患者身体施术，使身体机能恢复健康的方法为"法"；治疗作用在哪条经，采取什么具体手法，每次多长时间为"方"；施术过程中，在每个病灶处停留的时间、用力的大小、轻重缓急为"药"。

第三节
感觉是手法的灵魂

一、什么是感觉

每次上课谈到感觉，学生总会问什么是感觉，在此列举如下。

1.触感：热、冷、痛、酸、胀、麻、痒等。

2.味觉：酸、苦、甜、辣、咸等。

3.嗅觉：臊、焦、香、腥、腐等。

4.听觉：角、徵、宫、商、羽等。

5.视觉：青、赤、黄、白、黑等。

6.感觉：除了触感、味觉、嗅觉、听觉、视觉，还有一种大家经常忽略的"感觉"，即"直觉"，也可以说是"知觉"。比如说某一天突然想到某个人，结果就接到了他的电话，或者他就出现在了你的面前，就像大家常说的"说曹操，曹操到"，这就是你感觉到了他。

还有一种情况，当家人出现了一些问题，自己心里会感到忐忑不安、心神不宁，电话打过去发现确实出现了一些问题。

在面临危险时很多人都会有一种直觉，突然做出一种决定，结果避免了危险。就像动物在地震前搬家，蚂蚁在发洪水前迁移，均属感觉到了危险做出的防范措施。

比如和某人第一次见面就一见如故，非常喜欢，成为很要好的朋友；比如一个人在做事情，突然觉得紧张或不适，转过身来，发现身边多了一个人在盯着自己看；再比如和某人第一次见面，莫名其妙觉得他身上烙了一种印记，而这种印记会影响到自己对他的好恶。这些都是一种直觉，也可以说是知觉，也是感觉。

二、感觉什么

手法师必须具备良好的感觉，没有感觉的手法，就像是没有灵魂的肉体。

手法师要感觉什么呢？

基础的要感觉到患者的身体情况：皮肤的粗糙、润泽，肌肉的坚实、柔软，骨骼的坚韧、弹性，气血的通畅程度；经筋是否有结节、条索、粘连、渗出物；结节、条索、粘连、渗出物的大小、粗细、形状、所形成时间的长短及其质感；患者对疼痛承受力度的大小等。

再深入一层，还要感觉患者的情绪、精神状态、心理变化，以达到心与心的交流，信息与信息的沟通。

感为感受、感应、感知，感在一刹那，觉有一定的迟滞性。觉为察觉、觉醒、觉悟。我们会说某个事物触动到我了，感就是触，觉就是动。就像蜗牛的触角，一触就动，如果一直没有动，那么问题一定出在触上。也就是在感上，我们会说如何如何无感，其实不是无感，而大多是触的方法不对，或被触动者处于防御状态。感觉不但自己要有，患者也需要有，才能更好地配合治疗。感觉就是一种本自具有的能力，只是随着感觉的提升，感得全然，觉得细微，就可以体会到更丰富的情感和身体的状态。

三、怎么"炼"感觉

放下你的大脑，用心去感受。

为什么我们用这个"炼"，而不用"练"？"练"一般有训练、反复学习之意；"炼"有高温去掉杂质，或者用火久熬之意，故有炼丹、炼药一说，女娲炼五彩石以补苍天之意。在此处用此"炼"，如同真金不怕火炼。手法不但炼人，更炼心。

怎么"炼"感觉？放下你的大脑，用心去感受。当我们遇到事情的时候，往往会用大脑去思考、分析和判断，却忽略了"心"对事物的直觉和感受，而这种直觉和感受所经验到的恰恰是事物的本质所在。

炼感觉的方法有以下几种：

1. 保持平和的心态

手法师要有一个平和的心态，遇到问题要大度，很多时候需要换位思考。同时要有一个良好的世界观，要明白你所遇到的问题，都是你必须遇到的，只有勇敢面对，才能解决问题。

唐僧西天取经必须经历九九八十一难，才能取回真经。每个人的人生也像唐僧西天取经一样必须经历磨难，每一难就像考试一样，必须考过才能进入下一场。没考过就得补考，重新来过。

如果遇到问题都能以这样的心态去面对，再难的结也能想得开。每一个磨难你的人都是你的助考人，这叫"天考人来磨"。这样容易保有一个良好、平静的心态。

2. 学习修心养性

修心养性可以改变你的关注点，一旦改变了关注点，包容性也会变得比较大，可以让很多问题看得开，或者不去在意。就像一个成年人，不会在意小孩子之间的问题，也不会关注蚂蚁之间的战争。站得高，看得远，视野的开阔会让人生理和心理上都达到一个质的飞跃。

怎样修心养性呢？

《荀子·儒效》曰："志忍私，然后能公；行忍情性，然后能修。"意思是说抑制私欲然后才能秉公，注意克制情绪才能修成优秀的品质。

以此可以看出，多读有益的书籍，可以修心养性。把时间充分利用起来，让自己没有时间也没有心情去计较得失，避免无事生非。

　　"得"与"失"计较的肯定先是"得"，紧跟着就是失去。一旦舍得，先是"舍"，紧跟着的是"得"。我们的祖先在用语上已经告诉我们正确看待问题的方法。当欲望与能力不匹配时，人性就会扭曲。保证基本需求，不被欲望所左右，是修心的关键。

　　此外可以通过打坐的方式静心。在打坐的一刹那，可以完全沉浸在对自然对宇宙的理解和感悟上，对自我身心的提升会有较大的帮助，久久养成习惯，心态就会逐渐平静下来。

第四节
手法作用的基石——经筋

《灵枢·海论》曰:"夫十二经脉者,内属于腑脏,外络于肢节,夫子乃合之于四海乎?"

《灵枢·本脏》曰:"人之气血精神者,所以奉生而周于性命者也;经脉者,所以行气血而营阴阳,濡筋骨,利关节者也。"

因此针灸、按跷都是通过经络、腧穴来调整人体。但是到目前为止,现代科学很难把经络具象化。告诉患者作用在某某经络上,很难让对方信服,因为经络没有实体。因此我们做手法把作用点放在经筋上,经筋有实体,也是一部分经络外在的延伸,与经络循行大致相同。经筋问题得到解决,相同经络的问题也随之解除,调理经筋也就意味着调理同名经络。经筋系统使手法有了现实操作空间,所以经筋是手法作用的基石。

第二章

脊柱对人体的重要性

第一节
重新认识脊柱

前段时间，有一个四川的学生告诉我，她的家乡有一句俗语："寒从脚下生，病从梁上起。"梁就是我们的脊梁，诸多疾病源于脊柱。

虽然不能断言所有的人都有脊柱问题，也不能说人体疾病都是由脊柱问题引起的，但是从多年的临床经验来看，大部分人的脊柱确实有问题，而且他们的很多看似与脊柱无关的疾病也恰恰是由脊柱问题引起的，而脊柱本身又最易出现问题。只是目前在医学临床上有诸多的原因导致医生诊断疾病的时候忽略了脊柱的重要性。

现在的医疗资源比较丰富，光是科室就有几十种。但是早些年极少有脊柱医院，极少有脊柱科，较明显的脊柱病会被归到骨科、疼痛科或是神经科。

从解剖学上看，内脏与脊柱的关系非常密切，并且罗列得非常清晰，第几椎神经影响什么器官，非常具体。但是在临床中某器官出现问题，很少有人把器官疾病与脊柱联系起来进行诊断。这也就造成很多疾病很难治愈或者治疗缓慢，就是因为没有找到根本原因！从脊柱全息疗法的世界观上看，真正的原因正是"病从梁上起"。

第二节
脊柱与督脉、足太阳膀胱经及内脏的关系

一、脊柱与督脉的关系

《素问·气府论》曰："督脉气所发者，二十八穴……至骶下凡二十一节，脊椎法也。"督脉气所发二十八穴，而这些穴位的定位依靠脊椎。仅仅是位置相应吗？

《难经·二十八难》曰："督脉者，起于下极之俞，并于脊里，上至风府，入属于脑。"从这里可以看出，督脉贯脊而行，无形之气必附行于有形之势，二者合而为一，督脉与脊柱密不可分。有形的势变，无形的气随之而变。二者不居中正之位，那么督导的作用是否会有问题？不偏不倚才有公平，有偏就会乱象丛生。

《素问·骨空论》曰："督脉生病治督脉，治在骨上，甚者在脐下营。"这里的"骨"指脊柱骨，而"脐下"指的则是下丹田。道

家养生重视任督二脉，任督二脉的通达程度与修炼的境界有很大的关系。

从以上几篇经典来看，脊柱对人体健康及养生长寿都有直接的影响。

二、脊柱与足太阳膀胱经及内脏的关系

足太阳膀胱经有几大特点：

（1）是十二正经里唯一一条背部循行线路，且夹脊而行。

（2）是所有经络里最长的一条线路。

（3）是所有经络里唯一一条双行线路。

（4）也是所有经络里包含腧穴最多的经络。

（5）是唯一一条包含五脏六腑腧穴的经络。

这条经络有如此多的特点，它的背部腧穴大部分都处于脊椎横突下与肋骨的连接处，而腧穴对人体气血和能量有转输能力。如果腧穴所对应的脊椎出现了错位，那么它的横突也会出现移动，进而会影响到这个部位的腧穴，进而影响所对应的内脏及经络气血的运行。

所以脊柱某一椎体出了问题，相对应的经络、内脏会出问题；而内脏出问题，相对应的经络、椎体也更容易出问题。它们之间互为因果。

再是脾胃，《素问·金匮真言论》曰："中央为土，病在脾，俞在脊。"凡是与中有关的问题，多于具有中土之象的脾上表现出来，而同样具有中这一特性的脊椎也会有相应的显现。同样，在人体最具有中正这一特性的脊柱出现了问题，那么和中有关的生理、病理都会有所表现。脾主肉，阳明胃经多气多血主润宗筋，二者都对脊柱能否正位居体的稳定性起了至关重要的作用。

三、从医学观点看待脊柱

1. 从西医观点

从身体发育上来看，受精卵的发育不是首先发育完成对人体非常重要的大脑和内脏，而是首先形成脊索，而脊索促进了脊椎和神经的产生和完善。脊柱椎管内的脊神经为中枢神经，而"中枢"意味着对全身器官有绝对的支配权。脊椎如果出现问题最易导致脊神经出现问题，而脊神经与大多身体器官相连，所以说躯体、内脏系统的诸多疾病都与脊柱的健康与否有密不可分的关系，特别是与神经有直接关系的更是如此。

2. 从中医观点

《素问·生气通天论》曰："骨正筋柔，气血以流，腠理以密，如是则骨气以精，谨道如法，长有天命。"这里的"骨"应该指脊柱骨。

骨正、筋柔、气血以流是人体健康必须具足的条件，如此保养方能贴近天命。我们脊柱骨保持为中正的整体，经筋柔顺，气血通达，人体才有寿终正寝毕其数的基础条件。

再就是脊柱的问题会对相对应的腧穴造成影响，进而影响相关脏腑。如胸4（T_4）、胸5（T_5）出现问题，这两椎附近与心脏相关的腧穴对人体气血和能量的转输能力出现了障碍，心脏功能就会受到影响。

3. 从道家养生观点

道家人非常注重任督二脉，修炼的基础方法小周天就是在任督二脉上下功夫。督脉统领阳脉，任脉为阴脉之海，任督二脉的通达能够使人体阴阳升降出入转化自然，阴阳平和则人不病。督脉行于脊内，而脊椎出现问题也会对督脉运行有影响，进而影响任脉，那么升降出入转化就会受限。

《庄子·养生主》道："缘督以为经，可以保身，可以全生，可以养亲，可以尽年。"虽然此处的督不是特指督脉与脊柱。但督的特性都为一致，道理都是一样的。既然一样就可以拿来用，所以历代也有很多人把《庄子》看作修炼方法。

综上所述，无论从西医、中医还是道家养生的角度来看，脊柱以及与行于脊中的督脉对于我们人体健康有很重要的意义，身体出现问题我们一定要优先考虑脊柱这一重要因素。

第三节
脊柱与疾病的对应关系

脊柱分为颈椎、胸椎、腰椎和骶椎四部分。从临床上来看，颈椎与胸椎结合、胸椎与腰椎结合、腰椎与骶椎结合这几个部位是更容易出问题的。

比如，单一颈椎有问题的人极少，一般颈椎有状况都会伴随着胸椎上半部分（心肺）异常，称为颈胸结合部的问题。同理，其他结合部位出现问题，即意味着结合部位的上、下椎体段均会出现状况。

再就是判断脊柱究竟是侧弯还是错位的方法。一般来讲，脊柱侧弯所引起的症状为面状分布，椎体错位所引起的症状为点与线状分布。

比如，整个下肢的疼痛、麻木是腰椎段侧弯造成的，而下肢某个关节的疼痛，或一个脚趾的不适，或一条经络的疼痛不适则是腰椎错位或脏腑所对应的椎体错位引起的。胸闷、气短是胸椎段弯曲造成的，而胸部某个点及线的疼痛和不适则是相对应的椎体错位引起的。

以下是椎体与具体病症的对应。

一、颈椎

因颈椎引起的问题按位置区分可分为头部、面部、五官、咽喉（包括气管和食管）、颈项、上肢。具体详见表1。

表1　与颈椎相关的病症

头部	脑萎缩、脑血管疾病、脑积水、高（低）血压、梅尼埃病、记忆失常、失眠、嗜睡、帕金森病、脑供血不足、脑神经痉挛；头痛、头晕（耳石症）、头皮紧、头皮麻、头皮不能碰触、头胀、昏沉、头重、沉重感、头紧（如戴紧箍）、脚踩棉花感等
面部	三叉神经痛、面部神经痉挛、面部肌肉抽动、脸肿胀、五官不对称、前额痛、单侧脸肿、单侧脸疼、下颌关节不适、咬合受限等
五官	眼：视觉障碍、近视、眼眶疼、眼皮沉重、辨色障碍、视物不清、视力骤降、眼胀痛、老花眼、视蒙、眼胀感、色感差、眼流泪、飞蚊症、畏光等 耳：耳聋、耳鸣、耳闭、耳膜凹陷、失聪、听力下降等 鼻：鼻炎、过敏性鼻炎、鼻塞、流涕、鼻窦炎、鼻中隔偏曲等 口：咬肌无力、牙痛、牙龈胀痛、下颌关节易脱位、吃饭咬腮或咬舌等
咽喉	扁桃体炎、咽炎、咽喉异物感及刺痒感、哮喘、气管炎、喝水易呛、吃饭易噎、噎堵感等
颈项	颈部不适、僵硬、疼痛、旋转不利、习惯性落枕等。颈6、颈7有问题也会影响到肺部，有时会导致呼吸急促和缺氧感等

续表

上肢	肘腕关节疼痛、网球肘、学生肘（醉汉肘）、腱鞘炎、肩关节不适、肩周炎（"五十肩"或"冻结肩"）、牵拉感、上肢双侧温度不一、上肢畏寒、上肢单/双侧肌肉萎缩、腕关节肿大、腕关节活动受限、手臂抬举不利（疼痛）、手臂无力、肿胀；手指麻木、手指疼痛、手指无力、手抖动等

其中关于上肢症状需要注意的是，椎体出现问题，会导致手指本身及其相对应的经络、经筋循行线各部位的麻木、疼痛、不适或屈伸不利。单个手指、单条经络的疼痛，与某一特定椎体出现问题有关，其具体对应关系如图1："三"为小指，对应颈椎的第3椎；"四"为无名指，对应颈椎的第4椎；"五"为中指，对应颈椎的第5椎；"六"为食指，对应颈椎的第6椎；"七"为大拇指，对应颈椎的第7椎。第7椎就是颈部最大的一枚椎体，它的下方就是中医里的大椎穴。

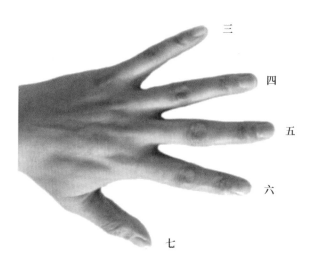

图1　手指与颈椎对应图

此外，颈椎问题严重者还要考虑肝胆相关疾病。《素问·金匮真言论》曰："东风生于春，病在肝，俞在颈项。"在临床上值得注意的是肝病患者，大部分都有颈椎病史。

二、颈椎胸椎结合部

颈胸结合不但影响上肢、头面部、五官，还会影响肺部、心脏和乳腺。

胸椎上半部分引起的问题，还分为体表性、内脏功能性和器质性。另外，在胸椎区间，足太阳内线腧穴对应内脏功能，而足太阳外线腧穴则影响心神、情感、情志等和精神相关的问题。

因颈椎胸椎结合部出现状况而导致的人体不适具体可包括以下问题，见表2。

表2　与颈椎胸椎结合部相关的病症

肺俞	肺气肿、肺积水、肺心病、哮喘、气管炎、胸闷、气短（叹气）、呼吸不畅、缺氧感、前胸痛闷、噎堵感、呼吸困难等
心俞	心绞痛、心动过速、心动过缓、心律不齐、早搏、房颤、冠心病、胸膜炎、心肌缺血、心肌肥大、胸部放射性疼痛、呕吐、恶心，有时伴随四肢颤抖、冰凉，严重时不能言语、心脏骤停、高位截瘫等
乳腺	乳腺增生、乳腺结节、乳腺囊肿、乳房胀痛、乳汁分泌不足等

续表

情志	压抑、抑郁症、幽闭恐惧症、烦躁不安、心烦、心悸、惊恐、心神不宁、精神萎靡、眼神不聚焦、自闭症、多动症、思想和语言不同步等
上肢	整个上肢的疼痛、麻木、无力等不适 如果是单条经络或上肢某一点的不适，问题仍在颈椎

需要注意的是，如果整只手臂都是麻木的，首先让患者去做脑部影像学检查，要排除有没有脑部肿瘤或脑血管疾病，排除了脑血管疾病、脑部肿瘤这类疾病，再检查患者的脊柱。主要检查胸椎或颈胸结合部有没有侧弯与错位的情况。

三、胸椎

心肺问题归到颈胸结合，而胸椎所引起的问题主要从胸部第7椎开始。首先，胸部第7椎督脉上的至阳穴对人体的阳气升降影响比较大，如果这里的脊椎出现状况，有的人会容易疲劳，有的人会容易亢奋，还有些人是疲劳和亢奋交替出现。这个部位很重要。

表3　与胸椎相关的病症

肝俞	脂肪肝、高血脂、肋间神经痛（岔气）、胸闷、胸痛、情绪低落、情绪起伏大、易怒、有破坏性倾向、焦虑、烦闷、躁动、对生活失去信心等
胆俞	口苦、咽干、胆囊炎、胆结石等

椎体的错位、侧弯引起内脏疾病，一般而言，与脏腑腧穴有对应关系。椎体靠近什么脏腑腧穴，就对应相关脏腑的疾病。例如，椎体错位、侧弯靠近肝胆背俞穴部位，就会增加导致肝胆疾病的风险；靠近脾胃的背俞穴部位，就可能直接导致脾胃疾病。

四、胸椎腰椎结合部

胸腰椎结合部是一个问题高发部位，所导致的脏器与肢体症状种类也比较多。

表 4　与胸椎腰椎结合部相关的病症

脾胃	胃痛（痉挛性疼痛、抽搐性疼痛）、消化不良、食欲不振、腹胀、贫血、血糖问题（中医上没有胰腺，胰归到脾）、胃酸、胃胀、各种胃炎、食管反流等
肾	蛋白尿、泡沫尿、尿浑浊、肾炎、肾盂肾炎、肾结石等
肢体	肌无力、阳明经循行部位疼痛（腹股沟痛、伏兔痛）、膝关节炎、滑囊炎、髌骨移位症、半月板损伤、风湿关节炎、类风湿关节炎、下肢肿胀、崴膝关节、膝关节无力、膝关节怕冷、蹈趾内翻、外翻及疼痛等

所以遇到膝关节不适的患者，不能只检查膝关节，还要检查脊柱。膝关节的症状只是现象，其病根本还是在脏腑的收藏传化上、在脊柱上，特别是脾胃背俞穴部位。

五、腰椎及腰椎骶椎结合部

腰椎不单影响腰部，还影响腹部，而腹部问题有时还会引起血压、睡眠以及情绪状况异常。腰椎段可能导致的身体不适包括以下问题。

表5　与腰椎及腰椎骶椎结合部相关的病症

腰部	腰痛、腿痛、儿童生长痛、腰部屈伸不利、下肢无力、肌肉萎缩、肢体麻木、小腿抽筋、下肢静脉曲张等
腹部	肠痉挛、腹膜炎、腹部瘕块、下肢瘫痪、腹部胀痛、腹部气滞疼痛、大便不畅、便秘等
腰骶结合部	坐骨神经痛、太阳经疼痛麻木、少阳经疼痛麻木、肌肉萎缩、单双侧髋痛、股骨头坏死（多伴随儿时外伤史）等

有时患者起床伸懒腰，很容易腿部抽筋，有的还会在腰部脊椎上下抽筋，此时腰背部抽筋的位置往往就是存在脊椎错位。

腰椎问题还与肾脏疾病有关。"腰为肾之府"，腰的问题对肾脏有直接影响！第2腰椎的命门穴是人体元气转输的关口，加上身体前侧与它正对的神阙穴，对人体有至关重要的作用。

骨节错位会使经筋、经络淤堵，气血运行不畅。脊柱出现问题，会影响任、督二脉的周流。在腰椎部，错位还直接影响"命门火"的发动。所谓"阳化气，阴成形"，阳气不行，阴浊就会形成，腹部所结瘕块与阳经的气化特别是腰椎部阳经的气化密切相关。

而腰骶部脊椎出现问题，不但影响周围腧穴所对应脏器本身的功能，对人体的感知和精神层面也会带来影响。

《素问·灵兰秘典论》曰："大肠者，传道之官，变化出焉。小肠者，受盛之官，化物出焉。"

大肠"变化出焉"的功能改变的不只是食物的性质，还有情绪乃至性情的改变。它的功能除了移动、通化、排出食物的垃圾，也转化负面情绪。

小肠除吸收转化食物的能量外，还影响着人的分析、判断、整理、归纳等精神方面的能力。

六、骶椎及骨盆

骶部（包括腰骶结合部）主要影响生殖泌尿及足部问题，具体包括以下方面。

表 6　与骶椎及骨盆相关的病症

生殖泌尿	痛经、月经周期不稳定、月经量多、月经量少、有血块、颜色暗、生产困难、子宫内膜增厚、腺肌症、多囊卵巢综合征、尿频、尿急、大小便失禁、少腹痛、痔疮、脱肛、马尾神经疼痛、不孕不育症、前列腺炎、精子成活率低、阳痿早泄等
足部	崴脚、脚跟疼痛或麻木、脚踝疼痛或麻木、足底疼痛或麻木、脚掌疼痛或麻木、脚皲裂、多脚垫、踝关节变形、长短腿、单双腿内八字等

需要说明的是，未成年儿童和少年的骶部，跟腰椎、胸椎一样

是有椎间盘的，成年以后五节骶椎才融合成一体。部分成年人的骶椎不融合，未融合的骶椎同样会错位，且往往容易被忽略。

骶椎出现问题基本上会伴随骨盆倾斜，其导致身体不适的症状一般表现为气血不足、肌肉萎缩、长短腿等。

只要骨盆倾斜，脊柱肯定会出现侧弯。但脊柱侧弯，不一定代表骨盆有问题。骨盆就像大厦的地基，脊柱又好比大厦地上主体结构，地基不平，楼体便会出现倾斜。

先天性的脊椎裂、腰椎骶化症、骶椎腰化症，一般来说对人体不会产生影响。但如伴随脊柱侧弯或错位，就会对人体造成影响或伤害。

最后还有强直性脊柱炎，其病位包括整个脊柱，通常发病前有大热后受大寒的经历，既有肌肉问题也有脊椎弯曲、错位问题。

第三章

脊柱病的分类

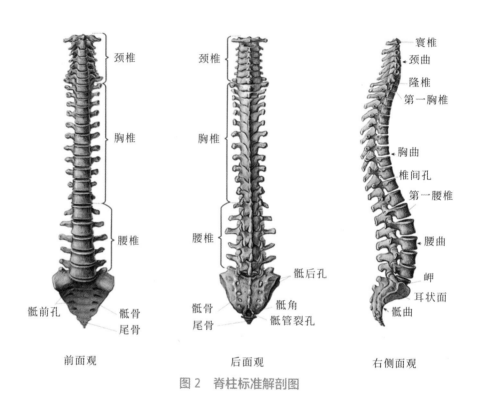

前面观　　　　　　　后面观　　　　　　　右侧面观

图 2　脊柱标准解剖图

以上为脊柱标准解剖图的后面观、前面观、侧面观。脊柱的侧弯、错位和骨盆倾斜使用脊柱解剖图的后面观来诊断，脊柱的反弓、前凸、后凸使用脊柱解剖图的侧面观来诊断。

此图的后面观不是特别精准，胸腰结合处有轻微的抛物线形弯曲，腰 5（L_5）有轻度的错位。

脊柱是一个直立的整体，一要直立，二是要整体，正常健康的脊柱这二者缺一不可。

问题脊柱分类有以下几种情况：

（1）侧弯类：抛物线形侧弯（C 形侧弯、S 形侧弯、3 字形侧弯）、斜线形侧弯、反弓。

（2）错位类：单个椎体斜线错位、两个椎体折角错位、两个以上椎体楼梯状错位、三个以上椎体 Z 字状错位（反复折角）、左 – 右 – 左状错位、前凸、后凸等。

（3）骨盆倾斜。

第一节
侧弯类

一、抛物线形侧弯

C 形侧弯可称为抛物线形侧弯（图 3）。

S 形侧弯，脊柱弯曲像一个 S 形（图 4），也可以表述为一正一反两个 C 字形。

C 形和 S 形侧弯的形成，主要有两个原因：

第一是外伤，比如说从高处坠落、突然摔下来，一只脚着地或侧身倒地，在两边受力不均匀的刹那，骨盆与脊柱发生对挤，就会导致脊柱侧弯和骨盆倾斜。

第二是不良的生活习惯。一般人喜欢侧身躺在沙发或床上看电视，一个枕头不舒服，就再放一个枕头，长时间斜躺着，久而久之脊柱就失去中正平和的形态，形成抛物线形或两个以上不同方向的抛物线形侧弯。

　　3 字形侧弯，像阿拉伯数字的"3"，又像人的耳朵（图 5）。这一形既可以归在曲折形，也可以归在抛物线形。形成的原因是患者在自身脊柱已经呈一个抛物线形侧弯的情况下，或有意或无意地使自己的脊柱往反方向弯曲，结果"抛物线"上发生曲折，致使脊柱变成 3 字形。

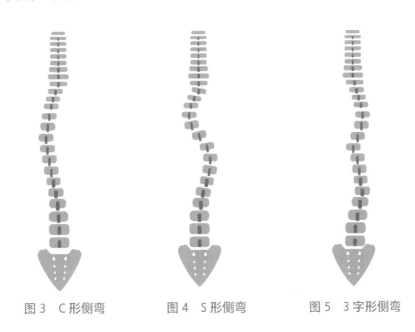

图 3　C 形侧弯　　　　　图 4　S 形侧弯　　　　　图 5　3 字形侧弯

二、斜线形侧弯

　　斜线性侧弯是错位加抛物线，很像符号"√"，称为"对勾形"（图 6）。它形成的原因是在"抛物线"形成的基础上，再加上突然性的单侧用力造成的损伤。

三、反弓

从人体的侧位看人体的脊，正常情况下应该是颈椎向前，胸椎向后，形成一个 S 形曲线；腰部向前，骶椎向后，又形成一个 S 形，从侧面看整个脊柱呈现双 S 曲线。如图 7 所示，曲度本应向前的腰椎，却向后凸起，形成反弓。

反弓是长期的不良坐姿所导致。凡是这样的患者，哪怕是青少年，在触诊其脊柱时，会发现骨质感比老年人的还要硬（骨龄较大），椎体骨质感弹性很差，并且椎体棘突周围会伴随或多或少的渗出物。

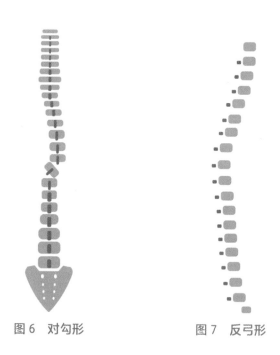

图 6　对勾形　　　　图 7　反弓形

第二节
错位类

一、斜卧状、等号状

斜卧状错位指的是脊柱某一椎体左右两侧（横突）出现水平位置一高一低的情况（图8），是最常见的脊椎问题。斜卧状错位的形成原因一般是人习惯单侧用力，比如单手提重物、搬东西时靠脊椎的旋转移动物品，或者一只手高一只手低取拿物品，或者过度用力旋转脊柱。这种形态的错位大多数人都会有。两个相同方向的斜卧状连在一起，则称为等号状（图9）。

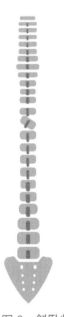 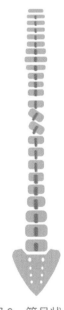

图8　斜卧状　　图9　等号状

二、折角状、Z字状

两个相反方向的斜卧状形成夹角，称为折角状（图10）。形成折角状错位的原因与身体反复左、右旋转扭动有关。如听课时坐在前排突然转身与左后方、右后方的人说话，脊柱形态往往在不知不觉中发生改变；两个折角状连在一起，称为Z字状。也可以说是3个椎体反复错位折叠（图11）。

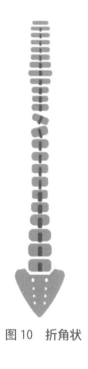

图10　折角状

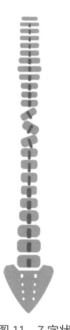

图11　Z字状

三、外出状、左-右-左状

外出状错位是脊柱某一椎体出现平行移位（图 12），形成的原因是脊椎用力过猛的旋转，脊柱中的某一椎体受外力推挤移位。

左-右-左状错位，是外出状的加强版，是左右反复平移错位（图 13）。

外出状、左-右-左状错位在影像学诊断中称为椎体滑脱。

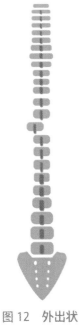

图 12 外出状

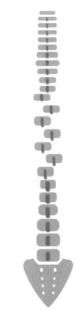

图 13 左-右-左状

四、楼梯状

楼梯状错位与对勾状有点相似，椎体错位以后其排列倾斜呈楼梯状（图 14）。造成这种现象的原因是在往一个方向运动时用力过猛，比如突然猛烈侧身起床，或是在没有热身情况下侧身运动。

五、前凸状、后凸状

前凸状、后凸状错位可参照脊柱标准解剖图的侧位图（图 15、图 16），这种脊柱形态并非指脊柱正常的生理曲度，而是单个椎体向前、向后凸出。

徒手检查椎体前凸和后凸的时候，如果在某一棘突处，突然呈凹陷形，说明此椎体向前凸；如果某个椎体高于其他棘突，成形的凸起称为后凸。

前凸、后凸在影像学诊断中称为椎体滑脱。

胸腰椎前凸的原因，多为在诸如舞蹈、杂技等体育运动过程中，在没有足够热身的情况下，猛烈下腰造成外伤所致。此外，汽车高速行驶时急刹车，或者出现追尾事故容易导致颈椎的前凸，也称为"挥鞭样损伤"。

后凸状错位形成的原因多为弯腰负重或弯腰时突然发力。

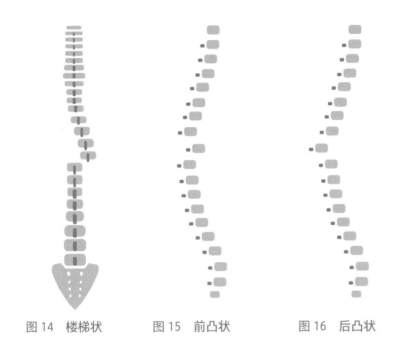

图 14　楼梯状　　　　图 15　前凸状　　　　图 16　后凸状

六、前上后下状、前下后上状

除了前凸、后凸，胸、腰两部位的突然发力也可能导致这两部位的椎体发生前上后下状或前下后上状错位。

在检查中，如果发现患者脊柱生理曲度不平顺，且不平顺处棘突与其上下相邻两椎棘突的距离出现严重不相等，与上一椎棘突距离明显大于其与下一椎棘突距离的，说明此椎发生前上后下状错位（图 17）；与下一椎棘突距离较大的，则说明此椎存在前下后上状错位（图 18）。

不过，比起其他类型的脊柱错位，前上后下状与前下后上状错位对人体健康及气血运行的影响相对较小。

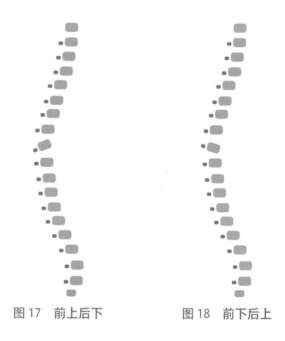

图 17　前上后下　　　图 18　前下后上

第三节
骨盆倾斜

　　骨盆倾斜在临床中很常见。正常情况下，人的骨盆两边的髂嵴在同一水平线上，而倾斜的骨盆两边髂嵴水平线高低不一（图19）。

　　如果骨盆倾斜时间较久的，患者的臀沟会因骨盆的左右高低落差显示出向左或向右的偏移（图20）。

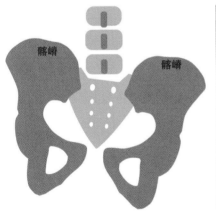

图 19　骨盆倾斜

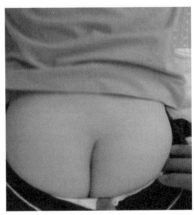

图 20　臀沟偏移

民间有一种称为"斗鸡"的游戏，是把一条腿盘到另一条腿的膝关节上，用单腿跳跃，去顶撞对方的膝关节。这种游戏动作往往会导致骨盆倾斜，并有可能伴随脊柱的侧弯。

除去外伤的原因，骨盆倾斜一般由不良的坐姿导致。骨盆倾斜一定会导致脊柱侧弯，骨盆倾斜后，人体的协调能力会促使脊柱自动找一个平衡点，实现身体重力的对称，脊椎就慢慢侧弯了。但脊柱侧弯大多不会引起骨盆倾斜，特别是脊柱突然受到外力影响，瞬间被挤成侧弯，如果此时外力没有作用在骨盆上则骨盆不会出现问题，只有脊椎的侧弯。

第四章

脊柱病的诊断

能否正确诊断出脊柱所出现的问题比治疗本身更重要。若不能正确诊断问题所在，就无法有目的性、针对性地治疗，康复也无从谈起。

《难经·六十一难》曰："经言望而知之谓之神，闻而知之谓之圣，问而知之谓之工，切脉而知之谓之巧。"四诊之中以"望而知之"为先，脊柱全息手法也以望诊为先，问诊为辅，以触诊来做最终的判定。

《素问·经脉别论》曰："诊病之道，观人勇怯，骨肉皮肤，能知其情，以为诊法也。"全息疗法望诊的理论根据源于此。

第一节
望 诊

一、头面部望诊

中医很多地方提到全息，包括舌头全息、耳部全息、掌骨全息、手部全息、足底全息等。全息手法的望诊，是把头面部与脊柱相对应，分为"三庭五眼"来进行脊柱问题的诊断。从全息的角度观察，把脊柱从上到下放在头面部的正中（图21），当脊柱出现了问题，就会在头面部对应位置表现出来。

美术中人体头面部的画法，把头面分为三庭五眼。"三庭"就是把人的整个头面部纵向分三等份（婴幼儿为两庭），"五眼"是横向分五等份。

五眼中间一眼是鼻子，代表脊柱；两边四眼对应人的背部两侧。

上庭，眉毛以上，对应颈椎。

中庭，从眉毛以下到鼻准头，对应胸椎。

下庭，分为两部分，一部分从鼻翼到两唇线之间，对应腰椎；另一部分从两唇线之间到整个下腭，对应骶骨和骨盆。

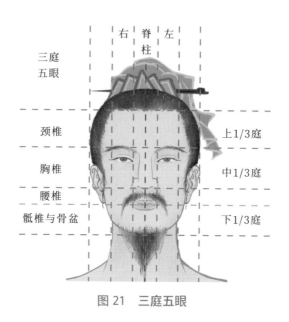

图 21　三庭五眼

整个头面从中间鼻部一分为二，分别看两边相对应部位的高低、大小、曲直、厚薄、毛发稀疏等特征差异，不对称就意味着相对应的脊椎存在问题。

在实际临床中，成年以前，尤其是幼儿时期脊柱就出现问题的案例居多。只有在人体生长发育的年龄段脊柱出现问题，才可能导致左右两边骨骼的不对称。若两边骨骼反差较大，说明脊椎问题大概率出现在婴幼儿时期。两边骨骼反差较小，则说明脊椎问题一般出现在少年时期。如果两边骨骼基本对称，只是肌肉出现明显反差，脊椎问题多半出现在成年以后。

图 22 这位患者，双鬓角大小、宽窄差异较大，为颈椎上半部分问题。

图 23 这位患者，两只眼睛大小及打开程度都不一样，眉毛高低不一样。如果两个眉毛高低、长短、疏密差异较大，肺部容易出现异常。如果两只眼睛，不但大小不一样，在两眼中间的山根处有瘢痕或横纹，则表明心脏容易有问题。

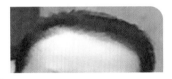

图 22　额头、鬓角不对称

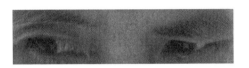

图 23　眼睛、眉毛不对称

图 24，患者鼻子弯得很严重，从鼻子折角的位置看，问题出在胸椎的肝胆对应区。他还存在鼻翼大小、高低、厚薄的不一的表现（有些人会表现为鼻孔大小、形状不一），问题出在胸腰结合处，此处对应脾胃。

图 25，这位患者的耳朵大小、耳垂不对称，尤其厚薄差异较大，亦为胸椎问题。

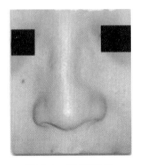

图 24　鼻子弯曲

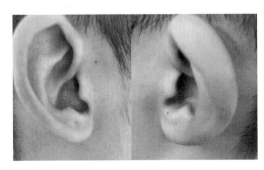

图 25　耳朵不对称

图 26，仔细观察戴帽子的小孩，他两边颧骨的高低、大小不一样；再观察他的嘴角，一边高一边低，上嘴唇往左、下嘴唇往右偏斜，上下嘴唇不对称，并且右边法令纹较浅较短，而左边的较深较长。

头面部两边特征差别越大，说明病史越长、病情越严重（不一定指症状）。人与人之间的脊柱情况和表现出的症状不一定成正比，有的人脊柱问题很大，但表现出的症状不明显；有的人脊柱问题很小，但表现出的症状很严重。

鼻唇沟偏斜不对称、两嘴角水平位置有高低、两腮部大小不一，均为腰部问题。下巴歪斜主要反映骨盆存在倾斜。

望诊，除了要观察患者正面面部特征，还要观察对方头部后面和侧面。从后方主要观察头部（头皮部分）是否有沟壑状、高低不平或头发疏密不一的情况（特别是光头或者短发者较为明显），还要观察颈部两侧肌肉饱满度是否一致。

图 27，患者的头发像一个个发辫。形成"发辫"是因为受寒后经络气血不畅，堵滞成块，显得凹凸不平。头发密的地方都是凹进去的，有一个坑，或有一条沟；凸的地方就没有头发，或头发很少。

望诊图 28、图 29，这位两位患者头后部有曲折的深沟。图 28 这位患者，凸起处头发稀疏，沟壑处头发相对浓密。就像丘陵地带的庄稼，丘陵处的庄稼比较稀疏、瘦小，沟壑处就相对浓密、粗壮，因为丘陵处庄稼缺乏营养和水分。同样，头部凸起处就像丘陵，头发稀疏是因气血循环不良，营养不能充分滋养头发所致。

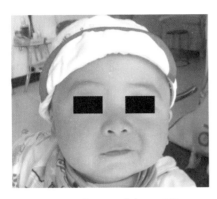

图 26 颧骨、嘴角不对称

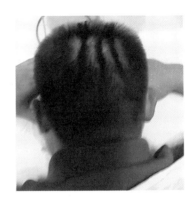

图 27 "发辫"

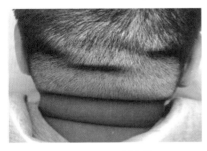

图 28 "丘陵地带"

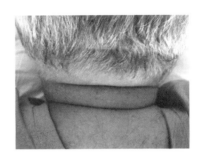

图 29 "拦河大坝"

图 29 这种横向结节条索，就像一个拦河大坝，对人体头部气血运行影响很大。

可以通过以上几种情况判断颈椎有问题，容易引起血压、面部、五官、头部、脑部等疾患。

二、躯干四肢部望诊

躯干四肢部望诊是指由人体正中线一分二，观察左右两侧特征是否对称。要观察两侧肌肉饱满度是否对称、两肩高度是否在一个水平线上、两肩胛骨厚度是否一致、肋骨是否对称。也可通过身上衣服是否平展，有无不正常的皱褶来观察。胸部两侧是否对称（女性乳房大小是否一致）。

图30，双肩高低、厚度不一，衣领与颈椎距离不一。

图31，衣服呈现拧着的形态，事实上是他的脊柱出现了问题。衣服拉展不开，正是因为脊柱不居中，并且左右曲折严重。

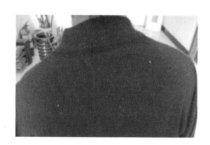

图30　双肩高低、领距不一

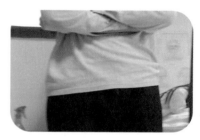

图31　衣服拧着的形态

如果穿紧身衣物，像女性的旗袍、男生的紧身T恤，衣服出现斜线或不规则线条，说明脊柱出现了侧弯。脊柱侧弯以后，身体两边肌肉张力和饱和度不对称，从外观看，就呈现为衣服被拧成不规则的形态。

图32，可以通过观察两边裤脚与地面的距离，判断骨盆是否倾斜。两髋关节状态可以从裤腰或腰带左右高低来看。如果是女士穿一步裙，可以观察裙角的两侧高低是否一样。

骨盆是否倾斜还可以从两髋的高度和肌肉饱满度是否一致来判断。如果患者处于站立姿态，还可以观察躯干是正直还是歪斜，是否必须稍息站立才觉舒适，双侧背部肌肉是否对称（骨盆倾斜的人肯定伴有脊柱侧弯），两臀部肌肉饱满度是否相等，两鞋跟磨损程度是否一致、身体重心是否中正。若从侧面观察，要看患者躯体是否有前倾或者后仰。

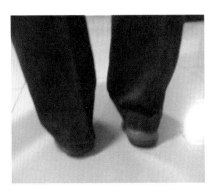

图 32　裤脚离地高度不一

两腿长短不一，考虑为骨盆倾斜。双腿大小粗细不对称，可判断为腰部病史较长。衣服穿不平整，常出现不对称褶皱，可考虑脊柱弯曲的因素。

另外也可观察两臀部中间的臀沟是否正直，如果出现偏向一侧弯曲则表示骨盆倾斜时间较长。

此外，当患者处于俯卧位时要观察脊柱位置肤色，如某一椎段肤色呈现褐色，说明此处错位时间较久。同样在俯卧位中，可望诊背部两侧肌肉对称情况和两侧肋骨对称情况。

对于一些隐私性的指征可以与患者单独交流。例如女性可能有双侧乳房不对称、两阴唇大小不等，男性则可能表现为两个睾丸大小不一等。这些都是反映脊柱侧弯的指征。

第二节
触　诊

一、俯卧位检查法（"三位一体"诊断法）

"三位一体"诊断法，就是从三个位置接触脊柱，检查脊柱是否处在正常整体形态的方法。

具体操作方法：

平心静气，不受干扰，进入放松入静态。"形正则气顺，意正则神清"，望诊要保持这种状态，触诊也要保持这种状态。如果心情有些烦躁，一定先要放松下来，待心平气和时再进行检查。

术站站于患者一侧，用双手拇指侧在患者脊柱棘突外侧上下滑动。这时不要思维，以感觉为第一位，观察为第二位，细心感觉被检查人的脊柱是否正直，是否有曲度。这是触诊的第一个位置。

然后站立到患者的另一侧检查棘突，用同样方法再次检查脊柱，这是触诊第二个位置。

值得注意的是，第 7 颈椎和胸腰结合处因椎体较大，椎体外缘线条在手感和视觉上易呈现等腰三角形变化，此为正常；如外缘线条出现直角三角形，则意味着椎体出现错位或侧弯。

在这两个位置进行检查时患者必须是俯卧位。操作者的手与被检查者的脊柱，一定要形成"如影随形"的关系，否则检查不准确。

第三个触诊位置是施术者用拇指指腹正对被检查者的棘突后方，从上而下触感整条脊柱是否有错位。

"三位一体"诊断法，就是从上述这三个位置来检查脊柱是否为直立的整体。

二、坐姿检查颈椎

施术者站立在被检查者的正后方，两手四指（食指、中指、无名指、小指）分别对称放在被检查者颈椎两侧，食指紧贴耳垂，感受查看颈部双侧饱满度是否一样，以确定颈椎是否弯曲。

而后用拇指指腹正对被检查者的棘突后方，检查颈椎是否有错位。此方法亦可用于俯卧位检查颈椎。

三、检查骨盆倾斜

被检查者俯卧位，施术者立于被检查者一侧，双手四指并拢，拇指张开，拇指指端正对第 4 腰椎分别向两侧分推，看分推线是否是水平线。也可用四指与髂嵴垂直分别靠在髂嵴上缘，看两边高度是否对等。还可以双手拇指放在腰 5 沿着骨盆边沿向外滑动至髂嵴上缘，看双侧髂嵴上缘是否在同一水平线上，来判断骨盆是否异常。三种检查方法取一即可。

在上述的"三位一体"诊断法、颈椎坐姿检查、骨盆倾斜检查的过程中，施术者还需用手去感觉患者肌肉的对称性与软硬程度、韧带的弹性、渗出物的多少与渗出的时间长短，以及气血的充盈情况（气血情况可在委中等处检查）。根据脊柱、肌肉、韧带、渗出物的情况综合诊断患者病症程度及其需要调理、恢复的时间。

这是一个整体的观察诊断方法，需要根据施术者的感觉，而非记忆或逻辑思维。只有通过不断的训练，让感觉越来越细微，对病灶的觉察力才会越来越灵敏、越来越清晰。

第三节
问　诊

　　触诊后，施术者与患者开始进行语言沟通，此环节称为"问诊"。

　　如果脊椎检查已经较为精确，在该环节就可以直接告诉患者，问题出在哪一部位，通常会伴随什么样的症状。比如胸腰结合出现了Z字状错位，就可以有针对性地问患者相应的问题：一可以问脾胃问题；二可以问血糖、胰腺问题；三可以问膝关节、阳明经筋、太阴经筋问题。如果此处错位较多，还可问及肾脏。

　　在脊柱检查还不是很准确的时候，可根据患者症状反推脊柱问题所在（远程患者不方便检查时可用此方法）。

　　首先可以问患者的习惯动作、工作环境以及不适症状有哪些，然后从这些症状中判断对应脊椎段可能出现的问题。例如判断胸椎是否有侧弯与错位时，就可询问患者是不是习惯侧身躺着看电视，有没有胸闷气短的症状。

　　比如，如果发现患者脊椎有左－右－左状错位时（请参考第三章"脊柱病的分类"），就一定要问其是否有不当的锻炼方式，用力是否正确，特别是有无过度用力旋腰的情况。

很多脊柱疾病与所从事的职业高度相关，因此可以通过询问患者职业来进行判断。某些职业是脊柱病的高发人群，比如牙科医生因其工作姿势，脊柱很容易出现问题。

如果要进一步确诊，可以让患者拍 X 光后正位片及侧位片。如果怀疑其患有椎管内脊髓空洞症、骨髓肿瘤、渗出物流入椎管，应让患者进行影像学检查明确病情。

第五章

良好手法的必备条件
与注意事项

第一节
良好手法的操作原则

一、三个"两头轻"

1.三个"两头轻"的概念

三个"两头轻"是治疗过程中手法的操作要领。"轻"是指手法力度的大小。

"两头轻"是指手法的力度在开头与末尾要小于中间段，图形表现轨迹是一根正态分布曲线，也可以说是枣核形、梭子形或橄榄形（图33，"两头轻"、四个节拍），但不能是三角形（大于符号或小于符号）或等号形，这是必须遵循的原则。

2.三个"两头轻"的原则

（1）第一个"两头轻"

每一个手法动作的开始和结束用力要轻，中间用力较重。

从接触到对方开始由轻到重逐渐加力，到对方所能承受最大力的时候，停止加力，翻动手腕或拨动肘尖，然后慢慢收回作用力。如此所形成的用力轨迹，由轻到重、再由重到轻的过程，表现为两头轻。无论是初学者还是熟练的手法师，也无论是拨、拿还是揉等手法，这是手法的基础要求，也是必须遵循的原则。

做手法是为了有好的疗效，医患双方身心都要放松下来。若不遵循这个原则，手法就会比较生硬，对方不容易接受。过分生硬的手法反而会对人体造成伤害。

比如"三角形用力"指的是力在施加过程中先轻后重或者先重后轻。从体感而言这种用力方式比较生硬，会让患者感到不舒服，容易紧张，就不能放松下来，无法达到良好的疗效。

"等号用力"指的是在整个手法动作中手法力度不产生任何变化，直来直去。如此会导致力不够持久渗透，很难作用到人身体有问题的部位。手法要作用到肌肉结节、条索、韧带、渗出物等患处，必须具有持久渗透的力量。在等号用力的情况下，手法的这些效果很难体现。

（2）第二个"两头轻"

手法在人体的两头（头与足）用力要轻，背部腰部（中间）用力相对增加。

这是因为人体不同部位的受力情况也不同。一般而言，人的颈部、头部、小腿及足不耐受力。

但上述只是一般原则，在临床中也会因患者的病情而变化。例如，患者的腰部病重，可能会导致腰部的受力减弱；但如果是小腿麻痹，则会导致小腿反而更能受力。随着治疗的进行，患者的气血日渐充盈，也会使不受力的部位耐受力逐渐增强。

因此，要因人因病的不同，采用不同的、更适应患者的力度，才能达到更好的疗效。

（3）第三个"两头轻"

在每次治疗的开始手法要轻，中间重，结束轻。

这就如同朋友见面或是约人谈事情开始的时候先打招呼说"您好！"或是"吃饭了吗？""最近忙吗？"然后才进入主题谈重要的事情，结束的时候说"再见""有事联系"。开始轻就像是打招呼，中间重相当于进入主题谈重要事情，结束轻相当于告别。

当本次治疗结束时，还要用轻柔的手法结束治疗，让气血归经，患者会有轻松舒适的感觉。

第一个与第三个"两头轻"是必须遵循的原则。第二个"两头轻"会因个体的差异有所变动。

二、两轻两重

1. 两轻两重的概念

要根据人体的生理特点采用轻重不同的手法。阴阳不同，受力也有所不同。人体对力的耐受程度，会随着他的健康状态、气血循环通畅程度的变化而调整。人的身体背为阳，腹为阴；外为阳，内为阴；人体的健康为阳，疾病为阴。

2. 两轻两重原则

（1）阳经重，阴经轻

相对而言，阳经耐受力比阴经要重一些，因此作用于阳经上的手法可以相应重些；阴经承受力小，手法相对要轻一些。有特殊情况并非这样，像已经麻痹的病灶经络，比如肾经是阴经，本应该轻，但如果此经已经麻木，就要较大力度的手法作用于此经。

（2）健侧重，患侧轻

正所谓"通者不痛，痛者不通"。经络畅通的一侧比较受力，手法力度可以大一些；病灶处或经络淤堵的部位会不太受力，手法力度要相对小一些，以减少患者对疼痛的抵触。

健侧重，患侧轻的原则也会遇到例外。约80%以上的病例患侧都是痛的，个别患者感觉"麻"的，也有感觉"木"的。"痛""麻"的承受力度较小，手法力度要轻；"木"的承受力度相对较大，手法力度要重一些。在这种情况下如果还坚持患侧轻的话，疗效会很差。总体来说，你要感受患者，患者也要感受你，如果能达到同频共振，就会有一个好的疗效。

总而言之，辨证论治是中医的灵魂！而且人生病时已经很苦了，手法师在进行手法操作时要尽可能减少患者痛苦，以达到解除病苦的目的。

三、三秒节律与反射弧

三秒节律指操作完成每一个手法的时间应保持在三秒左右。成人的正常心率60～100次/分，如果手法节奏过快，会导致患者心跳加速，心率上升，产生心烦意乱的感觉。

根据行为学理论，人体在接收到刺激形成反射的过程中，从信号传入中枢系统，经过中枢系统的处理和反应，再将反应信息传回到刺激的部位（效应器），如果这整个过程完成的时间在三秒以上，得到的反应结果会是最优的。

科学家认为，人的大脑对外界事物的感知每隔三秒钟要重新调整一次，因为大脑不能对繁杂的外界事物同时做出反应。换句话说，客观事物每次作用于人脑并使之做出反应的时间约为三秒钟，不足三秒钟容易出现差错，超过三秒钟则显得多余。人体的活动以三秒为时间计量单位，在一些心理学和行为学的样本研究中，也观察到人们的很多接触性行为，比如握手和拥抱，持续时间也普遍在三秒左右。（参考美国《科学》杂志 2011 年 2 月 4 日关于 Emese Nagy 博士相关研究的报道，Vol. 331, Issue 6017, 518–519）

三秒节律是临床经验的总结，其意义在于，不低于三秒的手法操作，使人体有充足的反应时间，有利于提高手法的疗效。如果手法过快，会扰动人体气血律动令其运行过快，这会造成机体的不适，也会影响疗效。

四、借力、"磕头虫"与四个节拍

1. 借力

手法是非常耗费体力的一门技艺。对手法师来说，每天治疗要消耗大量体力，如果不懂得"借力"，则手法做不持久，身体也会极度消耗。借力分手部借力和肘部借力。

手部的借力又分为两种：一是内外翻动，主要靠手腕的力量来完成，手法作用体积较大的部位时，甚至要加上全身的力量；另一种借力是靠手腕左右的转动来完成，这个方法主要作用在颈头部或体积较小的部位。

除了翻动、转动，手部借力也可通过双手力量叠加来完成。比如进行拇指拨动时，拇指指腹放置在病患处进行拨动，力量不够时可用另一只手的掌根压在这个拇指上面，或者双手拇指重叠直接作用在病灶处，借助躯干、肩把力量传递到拇指上，手腕翻动，就能够充分利用反作用力进行手法的借力操作。

肘部借力则是手法过程中最常用到的，主要通过身体作用力与反作用力的完美配合来完成。作用力是指自身的力量，与人的身体素质和体重有关；反作用力则与用力的技巧有关。

肘部的借力分为站姿借力法和坐姿借力法。站立姿势用肘部进行手法操作时，首先是屈膝、屈肘，手靠近自己同侧的肩部，肘靠近同侧胸胁部，然后把肘尖放置到要治疗的部位，随后双脚蹬地，膝关节慢慢伸直，此时借双脚蹬地所产生的力量，伴随上身躯干部下压，肘部完成向下逐渐加力的动作。此处关键在于，双脚有一个蹬地的反作用力，反作用力通过下肢传到腰部，然后从腰部传到肩部再传到肘部。在作用力与反作用力结合，蓄力到最佳状态下，前臂以肘尖为轴，向前外侧压打拨动患处。然后再次屈膝屈肘收小臂，完成一次动作。

坐姿借力与站姿借力的区别在于，作用力的产生从借助脚底动作变为了借助髋关节的活动，其余相同。

借力时必须放松。有部分人的手习惯攥得紧紧的，就不容易放松。人在放松的状态下，感觉较敏锐。情绪紧张，又加上攥拳这样的手势，肘的力量就被引向了手，这样原本应该集中在肘尖的力量都散开了，并且一紧张肘尖就不灵敏了，就找不到感觉了。

因此，一定要放松，整个手臂松弛，甚至松到手都自觉软软的，一点力量都没有。但实际上松是为了更好地用力。如果有了这种感觉，这时肘的触觉就会非常敏感。

放松后，如果细细体会肘下的感觉，即使是细微的东西，哪怕是经筋如一根细线般，都能感觉出来；如果紧张，别说一根线，就是一根筷子也感觉不到了。

总之，人体在放松状态时，各种感觉就会比较清晰、敏锐，力量就容易集中，借到的力量就不会散开。

2. "磕头虫"

整个屈腿和蹬地的动作反复进行，如"磕头虫"一样，一次次拨打经筋、结节及渗出物。如果不屈腿的话，一是用的力就比较"死"，二是容易用自身的力量，手法师也容易疲劳。

"磕头虫"是一个形象的比喻，利用如同石油钻井的曲轴连杆原理达到手法借力的目的。根据临床经验，反作用力要比作用力有效得多。

施术时，手和肘只是一个工具，就像拐杖，只是支撑你的身体而已，不会主动发力。手和肘像探测仪器一样去感探经筋、结节、条索、渗出物等异常。

3. 四个节拍

手法师做每一个手法不仅需要三秒钟的时间，还需要在"两头轻"和四个节拍的情况下完成。

四个节拍的划分可以参考橄榄核的形状。将一个平放的橄榄核横向平分两等份，再纵向平分两等份，橄榄核的周长就平分为四份。从橄榄核左边最尖处开始第一个等份，人体开始加力，逐渐加力到橄榄核上方，第一个等份与第二个等份连接处，直至力量最大时为第一个节拍；第二个节拍开始拨动经筋（翻动手腕或肘尖拨动）相当于橄榄核上方的最大处至右侧的最小处，力量逐渐减小；第三个节拍开始屈腿，对应橄榄核右方的最小处到下方中间的最大处；第四个节拍从橄榄核下方的最大处，开始收肘（肘拨）或者收手腕（手拨）至橄榄核左边的最小处。

每一个手法在三秒钟的时间，用"磕头虫"的动作，做出四个节拍，完成一个"两头轻"的椭圆形（如橄榄核）轨迹。

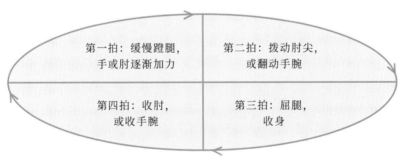

图33 "两头轻"、四个节拍

五、疼痛阈值

每个人的承受力是不同的，无关于年龄或性别。对疼痛承受力的大小，称为"疼痛阈值"。

同一个人不同时期所能承受的力度大小不一样；同一个人不同部位所承受的力度大小不一样，不同人相同的部位承受的力度大小不一样。每个人、每个部位、不同时期所承受力度大小由他的健康程度、生理特点所决定。

《灵枢·论勇》少俞曰："夫忍痛与不忍痛者，皮肤之薄厚，肌肉之坚脆，缓急之分也，非勇怯之谓也。"

《灵枢·论痛》少俞曰："人之骨强、筋弱、肉缓、皮肤厚者，耐痛，其于针石之痛火焫亦然。"

人对外界的刺激有个应激反应，是接受还是反抗，大脑会做出分析、判断与处理。如果手法过重，人体的应激反应会做出抵抗或是反击，手法就失去了原本的意义。

因此在做手法的过程中，所用力度的大小要因人而异，因部位而异，因时间而异。比如一个耐受力很小的人，通过手法的调理，承受力会逐渐大起来，最初时仅能承受两分力，康复以后则可以承受十分力；而一个原本很受力的人，因为突发疾病，也会出现承受力变小的情况。所以千万不要跟对方说"我没有用力"！我们必须根据对方所能承受的力度大小，来决定使用多大的力度。

如同三个"两头轻"中第二个"两头轻"所说的人体两头不受力，"两轻两重"中所说的阴经不受力、病灶处不受力，手法的过程中一定要在对方承受力范围以内进行操作。若超出其疼痛阈值，对方会无意识地抵触，肌肉绷紧，与手法师相互拮抗，使手法作用不到需要治疗的部位，甚至对手法师造成伤害。如果在其疼痛阈值以内，患者就能在放松的状态下坦然地接受治疗，手法师也能更清晰地感受到患者机体内所存在的问题，进行针对性的治疗，相互之间形成一个和合的状态。

六、"修渠"与"点豆"

在做手法时需具有连贯性，包括每一下的手法与手法之间的连贯性、每一下的手法和机体局部、整体的连贯性。用一个形象的比喻，做手法就像是"修渠"，要开凿一条条连贯通畅的渠道，中间不能有阻隔。如果用跳跃式的手法操作，手法与手法之间出现断点、不连贯的做法，我们称之为"点豆"（种豆子的方法，豆与豆之间会隔开一定距离）。人体经络就像是一条渠道，手法应以"修渠"清理渠道的操作方法，使经络气血畅通。而"点豆"的操作方法会使气血停止在某一处，对本来畅通的经络也会产生阻碍。

"修渠"的过程中，每一下的手法与手法之间一定要有紧密的连贯性，点与点之间要连接起来，一层层往下走。例如用肘压拨法作用于经筋时，整体经筋压拨的力度和深度应该相差不大，不应出现某一段经筋空白不压拨的现象，也不应出现某个部位压拨过度被挖成"井"而另一处还未"动工"。手法作用力和作用点整体而连贯，称为"修渠"。

　　人从生下来的那天起，就开始遭受风寒湿等外在因素的侵袭，自身代谢的不利，情绪的不能转化，导致人体经络某些部位阻滞、淤堵形成结节、条索；再加上脊柱损伤产生的渗出物，影响人体经络、气血的正常运行。但是没有积累到一定程度的时候，我们却很难感受到。这些积累就像在修渠过程中发现的石头，那么这些不太好挖的地方，就要多费一点力气和时间反复地去疏通清理；而有些地方积累的时间短，土就比较松，又没有石头和杂物，就比较好挖。人体经络经筋阻滞、淤堵的地方需要多花时间和精力去关注它；而在比较放松的部位，在不出现"点豆"且保持三秒节律的状态下，可以一遍而过。

　　在手法操作的过程中，如果需要换肘、换手，一定要保持"修渠"的状态，要保持这条"渠道"的畅通，就不能出现跳跃不连贯的现象。

第二节
良好手法的操作要求

一、刚柔并济

刚为阳刚。《说文解字》曰"刚"为"彊断也","弓而有力"；"劲"为坚韧，强而有力，健也。手法操作需要一定的力量，这种力量主要依靠本体发力和借力。

每个人本身是有力量的，但是在需要身体发力时却发不出来。原因有两点：一是身体受寒，导致肌肉僵硬、收缩无力；二是不会放松身体。

一般简单认为肌肉越硬越有力。坚实丰厚的肌肉本身可产生一定的收缩力，但坚实不是僵硬，从解剖和物理学的角度来看，在肌群整体力量的传导过程中，过于僵硬的肌肉反倒会成为力传导的阻隔。而在中国传统的运动理论中，比如太极心法也认为理想的肌肉状况在于一个"松"字，松而后能产生变化，如果肌肉僵硬，力很难有效传导，《太极拳术十要》一书中就讲道："腰为一身之主宰，能松腰然后两足有力，下盘稳固；虚实变化皆由腰转动。"能于坚实和松软两种状态自然变化、收缩有度的肌肉才为健康的肌肉。

除了保持身体的放松，肌肉不僵硬以外，借力是手法必备的技巧。掌握了借力，做手法就更能自由地发挥，身形瘦、本体力量小的人同样可以通过借力发出很大的力量。身体协调借力，利用大自然的力量是手法操作的关键。

如果不会借力，在施术时，不但手法会僵硬、不柔和，还会让受术者感觉到憋闷、不舒服，有时甚至会觉得非常痛苦。手法师若能运用借力，患者在体感上的"疼痛"会是一种作用在病灶上的传导感，虽痛，但很"解馋"。用患者的一句话描述："痛并快乐着！"

柔和是手法的另一个必须要素。手法柔和与否，除技术层面外，还与手法师的心态有关。

技术层面的原因就如前文所说的良好手法的操作原则，如果没有做到"两头轻""磕头虫"以及四个节拍，或者只使用自身的力量，对方都会感觉到生硬、不柔和或者不舒服。

但撇开技术原因不谈，如果手法师的心态不够平和，做出来的手法会让对方感到心烦意乱。手法是人与人心灵的沟通，人与人信息的交流，人与人的同频共振。

因此手法师的不健康心态，不但会影响自己手法作用的效果，还会给对方带来一些负面影响。

全息手法用的是"太极拳"的法理，以柔制刚，用平和之心态，拂照身体之"彊断"，进而形成刚柔并济的格局。达到《道德经》所谓的"天下之至柔，驰骋天下之至坚"。水滴石穿，绳锯木断。如果以暴制暴，最后一定是两败俱伤。

二、渗透持久

有时候在操作手法时用了很大的力，但患者仍然感觉力量不足，总想让力更大一些才舒服，这是为什么？实际上不是施术者力量小，而是他的力只作用在表面，不能渗透到机体深处。手法必须具有渗透力才能让对方产生切实感受，否则只会出现表层肌肉疼痛的局面。

怎样才能渗透？一是要善用借力，做好"磕头虫"动作，并且"四个节拍"的每个节拍都要做到位，特别是如果第一、第二个节拍做不到位力是很难渗透的。此外，手法一定要准确作用到病灶处，患者就能感受到渗透力，乃至感受到传导、放射之力。

有时候操作拨法时会产生对患者皮肤的摩擦，有点像搓法。说明力量只是作用在皮肤表面来回地蹭，皮肤与皮肤在进行摩擦，这样做一是手法师用肘操作时容易把肘尖弄破；二是容易蹭破患者的皮肤，且力量容易散开。机体无论是肌肉、韧带、结节、条索、渗出物，都是位于皮下的，都要透过皮肤才能作用到。拨法要获得渗透的效果，要把力作用到皮下深层的肌肉和经筋等，就不能在患者的皮肤上蹭，不能有搓的感觉。拨法产生搓的感觉是因为没有把第一个"两头轻"做好。"书圣"王羲之写字能"力透纸背",这就是渗透力,大家可以参悟一下这个公案。

正脊手法临床上基本是以拨法为主,用肘拨或者用手拨。古人弹琴就是拨法,这个拨弦法与推拿手法的拨法很相似。弹拨弦的时候是拨不是推,拨的声音发脆,推的声音就会发闷。

手拨法有两种,一是用手掌的大鱼际拨;二是拇指指腹作为着力点拨。由轻到重作用于人体,逐渐用力下压,压到患者最大承受力时翻动手腕。手拨时如果不翻动手腕,这叫推、压或点,不叫拨。

如果用肘部操作手法用力很轻,但患者还是痛不可忍时,那就需要把肘放平一点再用压打法进行操作,不要把肘立得太尖;如果患者感觉力量小,手法师就可以把肘尖立起来。角度的改变就能达到力度的改变,通过改变肘的角度就加大了力度。另外在进行肘拨或压法操作时,手法师的肘与自己的躯干离得越近,作用在患者身上的力量就越大,相反肘离躯干越远力量就越小。手法师的作用就是最大程度地把力量转化为疗效。

压打是一个技巧,利用杠杆原理,四两拨千斤,作用力会非常渗透。

善借力,能渗透,是提高手法效率,让手法工作得以持久的前提。作为手法师来说,不能上午精力好,体力好,到了下午就没有了精力;或者刚开始的时候精力充沛,到后半程时就没有劲了,累了,无精打采了。

怎样做到持久?一是方法得当,力量一定要做到病灶处,不做无用功；二是借力的技巧要掌握好。这两点做得好，就可以做到渗透持久。渗透持久也是一种功夫，是需要时间慢慢练成的。

如果手法师的手感到疲惫，但治疗过程中又不能休息，这时就需要在不停下来的情况下，想办法"休息"。例如用拇指压拨法操作时，一只手已经感到力竭（以左手为例），可以让左手的拇指指腹依旧压在病灶处，右手的拇指叠加压住左手拇指，此时左手拇指不需要用力，只作为寻找病灶的"探头"，右手发力带动左手进行压拨操作。疲劳时双手可以交替互换，使手指得到休息又不耽误手法的进程。同理，手法师用肘操作时感到疲劳，除特定部位外，也可以通过双肘互换缓解疲劳。

实际上，刚柔并济，渗透持久，本身就在描述一种次第关系。只要手法师守好四个节拍，平和心态，通过借力将原本身体的刚强柔而化之，那么渗透持久就是水到渠成的事。

第三节
明确目标

一、"找东西"与"顺藤摸瓜"

1.什么叫"东西"

中国语言、汉字有它独到的含义。比如说"东西",原本指方位,但在俗话中不单单代表方位,它所指比较广泛。比如"上街去买东西";比如"你不是个东西"或者"你是个东西"。

"东西"到底指的是什么?从五行上来说:东为木,西为金,南为火,北为水,中为土。水火大多数情况下不具实体,在不借助其他物质的状态下,很难抓到实处;而木和金,直接可以拿取。因此但凡具象的物质都可称为东西。

那么所谓"找东西"找的就是具象的、有阴实属性的、不利于身体健康的"东西",具体包括以下几种。

（1）结节、粘连

人体正常的肌肉，在放松的情况下具有弹性。长期处于紧张状态或受风寒湿侵袭的肌肉就会变得僵硬起来，形成结节，使肌肉失去应有的弹性；而肌肉与肌肉之间的筋膜因过量运动损伤充血，导致非同一块肌肉粘连在一起，这种情况称为粘连。而这些结节、粘连久而久之都会引起人体疼痛和活动受限。

（2）条索

正常的韧带（经筋）柔软而富有弹性，损伤和受寒以后的韧带会变成一条条僵硬的条索，渐渐失去了韧带的功能。

（3）渗出物

渗出物是由脊椎的椎间盘破裂、髓核脱离椎间盘的约束或关节滑囊破损而流出来的物质。

关节滑囊破损形成的过程：一是关节部位受寒使滑囊失去了弹性，变得坚脆；二是经络气血不能滋养关节使滑囊弹性减弱。在任意一种情况下，滑囊在运动的过程中挫伤，使滑囊里的液体流出滑囊，形成渗出物。

椎间盘的渗出物形成过程：脊柱本身应是一个直立的整体，当脊柱出现侧弯，椎体出现错位，加上人体受寒，致使椎体与椎体之间起到链接作用的椎间盘韧性减弱，再加上侧弯、错位对椎间盘形成挤压或撕裂，最终使椎间盘里的液体（髓核）流出椎间盘，亦形成渗出物。

当这些渗出物处在不该处的位置上，就成为身体里的异物，导致身体气血运行发生改变，从而影响人的身体健康。

渗出物无色透亮，具有黏附性。患者年龄越小，渗出物所含水分越大，黏附性越小，渗出物所能触及的位置就会越远越深。随着患者年龄增加，渗出物在水分被人体吸收代谢后形成钙化物，严重的地方触感甚至像是多出块骨头。青年人的髓核比起低龄患者更为黏稠，渗出物流出后多形成包块状，对身体的影响会比较大。老年人身体水分含量少，流出来的渗出物，容易形成颗粒或渣滓状，相对来说容易清理。

从手感而言，新的渗出物压上去有像淤泥一样的感觉，按之即碎，此时渗出物处皮肤也会红肿。此外，随着时间的流逝，渗出物会逐渐变稠和变硬，治疗相对需要更长的时间。

找东西就是把气滞血瘀、结节、粘连、条索和渗出物找出来，用手法把它们清理掉。

2. 怎么样"顺藤摸瓜"

找东西的过程形象化一点就叫"顺藤摸瓜"。

渗出物是液状的，它会根据人体的不同体态流向不同的部位，它的流动轨迹有粗有细，有长有短，有大有小。我们把这些大的、小的，称为"瓜"；粗细长短的，称为"藤"。手法师就是用手或肘顺着藤和瓜把纵横交错的瓜和藤全部清理掉。

当遇到一个不规则的"瓜"（渗出物）时，如果任意方向都可以触及它，那就感觉一下，手法作用在哪个角度瓜最容易开、哪个方向角度做不容易开。要根据感觉找到一个薄弱的点先行清理。通常清理掉一个点之后，另一个薄弱点，甚至是几个凹凸不平的点就会暴露出来。那么就一个一个做下去，直至完全消除。当瓜周围软的部分都被清理掉以后，就剩一个很小的筋结，有时候找到这样一个点一拨就开了！

渗出物流动的时候会掺杂气体，内部形成气泡，有时压着就像是小孩玩的"摔炮"一样，"啪"一下开了！要知道正常的肌肉是不会发出"啪"的声音的。

有些人的渗出物、结节、条索会粘连在一起，通常这种部位非常敏感，手法作用的时候，要注意轻重。

从治疗的角度而言，可能会觉得手法重一点就能尽快地处理掉病灶处的结节和渗出物。但是，有时候手法重了患者反而会感觉不适和抵触。相反，用轻手法时，患者在放松的状态下，能够把治疗的作用力全部吸纳，更好地作用在病灶处，结节粘连也更容易被打开。

在患者麻痹没有知觉的情况下手法可以重一点。但患者治疗结束以后肌肉可能会肿胀、充血，一般要经过三到五天后，这种因过重手法引起的不适才会消除。这种操作注意要在良好沟通的前提下进行。如果力度把握不好，即使手法很重也不能解决问题。

总而言之，良好的疗效首先要建立在对人体正常形态结构的认知之上，"知常达变"才能够正确区分正常组织、粘连、条索和渗出物。值得注意的是，当手感还无法达到精微时，对于不明原因形成的可疑包块，一定要进行相关的检查以明确诊断，不可盲目进行手法操作。

二、链接的重要性

链接可以说是"修渠"与"点豆"的重申。人体有几个结合处，都是手法需要重点关照的部位，具体包括颈头结合、颈肩结合、胸腰结合、腰骶结合以及腿脚结合部。在手法处理过程中手法师容易忽略这些重点部位，没有着重处理，一带而过，链接不到位而形成"点豆"，可能会加重病情，致使患者被做手法后出现不适，甚至生活受限，产生一些不必要的麻烦。

还有一种情况，两位手法师同时给一位患者做手法，容易出现两个人部位交接不明确，导致患者身体出现异常，甚至受到伤害。

链接不是连接，链接是上下、左右要有重叠（图35），也就是指结合部位要具有手法的重叠性，不是手法与手法的靠近连接（图34）。就像开了口的衣服，重新缝补时，不是紧贴开口的部位缝起即可，而是要从未开口处重叠缝补，以保证开口处不再破损。两个人同时做手法，在不同部位交接的时候也需要实现手法覆盖区域的重叠，这就叫链接。所有的结合部位皆需重叠处理。

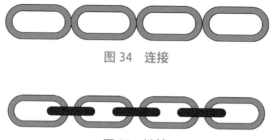

图 34　连接

图 35　链接

三、不错不漏不走样

良好手法的操作原则需要反复练习，无论是初学者还是从业已久的手法师，容易犯的错误往往就在操作原则上。手法操作的三个"两头轻"、两轻两重、三秒节律、"磕头虫"与借力、四个节拍、"修渠"与"点豆"，这些原则必须时时刻刻在每一个手法上体现出来，做到不错不漏不走样。手法出现无疗效、感觉不舒服、对方不满意等各种问题，均与未能严格遵守这些原则有关。

所以，要在这里重申提示：基本功的原则永远不可以改变，在熟练掌握基本功的基础上可以举一反三。

四、沟通在调理中的作用

曾经遇到过一个特殊的病例，让我们更加意识到沟通在调理过程中的必要性。大概在 2002 年，有一个比较内向的患者，他得的是股骨头坏死，在连续做了 29 天的手法后，感觉效果依然不佳。原因就是当我们让他放松的时候，他一直无法很好地放松下来。直到最后一次，可能是他对手法有些失去信心或是别的什么原因，他过来之前喝了点酒，躺下就睡着了。身体在睡着的情况下很放松，于是，这一次的手法调理之后，终于有了明显的疗效。然而事后反省，这如此漫长的调理周期与这位患者个性内向、不善言谈固然有关，但多少也是由于我们与患者沟通不畅造成的。

作为手法师没有充分让患者理解到配合放松在治疗中的重要性，也间接说明了患者对你的手法治疗原理不理解。当患者不能完全接受你的手法的时候，治疗效果是很有限的。

我们常说"感觉是手法的灵魂"。手法作用在人身体上的这一过程中，手法师和患者双方都会形成感知。这份感知不仅手法师要有，被做手法的患者更需要用心去体会和感受。从本质上说，手法调理的效果取决于医患双方，是两者通过感知身体在手法过程中的变化，产生了对彼此的信任，由此激发起对生命的坚持和对健康的渴望所带来的自然结果。

因此，如何能够让医患双方产生信任关系，进而增强对手法的信心，激活对健康的渴望，在手法调理中就显得尤为关键。要做到这一点，就需要沟通。

沟通是指手法师通过主动询问、提示，让患者也进入到对自身生命和身体的关注中来，并积极地给予手法师反馈。通过交流，手法师能让患者更准确深入地理解手法调理的原理和健康理念，解除心中的疑惑，最终达到患者自己也能敏锐感知到身体的变化。这就是手法调理过程中沟通的主要目的之一。

通过沟通，手法师本身也能因患者的积极反馈而加深对手法的信心，从患者身上学习到更多在书本上学习不到的知识，通过与真实生命的相互理解，从而使手法在患者身体、心灵等多个层面都能产生积极、持久的作用。这是沟通的另一个主要目的。

沟通可以包括以下几个方面：

1. 增加信任

首先需要澄清的是，沟通并不等于聊天。沟通不是家长里短地聊天或天南海北地阔谈，它是手法师对患者身体和生命的一种关爱。尤其是针对那些不太爱说话的、相对内向的患者，手法师并不需要不停地说话，只需要在关键的时候通过询问给予其一份关怀。

比如当你做到某个痛点的时候，可以问问患者："痛不痛，需不需要再轻一点？"如果患者很紧张放松不下来，可以提示他："看，你这个地方的条索比刚才要软一些了，不是那么僵硬了。"这时，患者可能会说："是吗？我感觉不到！"你就可以再通过询问带着他去感受："你看，刚才做的时候你不是很痛吗？现在我用的还是这么大的力，甚至比刚才的力量还要大，但你感觉一下，痛感是不是缓解一些了？"

这样的沟通，很容易打动对方的心，让他对你产生信任感，也能对手法治疗的效果产生更进一步的信心。

沟通增进信心的作用不仅仅针对患者，同时也针对手法师。

我们经常会遇到一种情况，部分患者在其他推拿按摩师那里接受治疗后觉得效果不好，就换到我们这边来。前段时间，有一个腰背很硬的患者被推到我们这边。经过沟通得知，这位患者经常不按时来进行推拿，无法按照疗程要求时数配合治疗。我们要求：不管他按时来不来，来一次就要有一次的疗效，不能指责别人啊。

我们与这位患者接触后，发现治疗效果不佳缘于他一直对手法有抗拒，没有感受到手法带给他的变化，所以对手法也就没有信心。他是那种非常有主见，语言特别多的人，两个小时里，一直是他不停地在说话，多数时候都是我们在听，但偶尔我们也会趁着他说话的空隙打断他一下，提示他感受身体的变化："看，你体会一下你这边的腰是不是有所改善？""哦，一直是凉的，僵硬的，最后感觉暖暖的，柔了一些！"我就说："对！它已经开了不少呢！""还真有效啊！"通过提示，他也体会到了身体在手法前后的差别。后来他还给我们提了很多管理上的建议，说我们是真心为患者着想的。实际上，很多时候患者是想宣泄心中垒块，我们手法师要做的，是倾听。

在这个病例中，不单单是患者对手法没了信心，而我们的手法师，因为没有积极合理地与对方沟通，也对手法在这位患者身上能够产生疗效失去了信心，否则大家是不会把他推到我们这边的。这非常值得我们反思。

及时正确的沟通，提升的不仅仅是患者的信心，也是在提升手法师的信心。

一般医生不太会受患者的影响，但手法是个特例。当患者心情不好的时候，手法治疗效果是会受到影响的。手法也如同处方用药一样，要作用到哪条经络，这相当于是有针对性的处方；而作用时手法的轻重、时间长短，其实就相当于药量的改变。如果因沟通不畅，信任关系没有建立起来，患者没能及时有效地反馈，手法师对于自己的"处方用药"就会产生怀疑：要不要换"方子"，还是哪个地方"药量"加得不够？

因为如果在患者身上见不到疗效，医生肯定是要改变处方的。但如此一来，处方用药不停在变，本来疗程该十天的，结果二十天都不行，也有可能本来需要一个月的，却得等到两三个月后才有效果，这样往复下来，对患者的康复非常不利。

手法师若一直处于心不能平的状态下做手法，就相当于完全是在靠"术"的层面去操作，而无法靠"传承"的"道"来让疗效得以升华。所以，"相信相信的力量"——这句在三和书院常听到的话——道出了手法治疗的核心。到位的手法，加上相信的力量，治疗的效果就可以1加1等于3，乃至更多，反之，则会大打折扣。

2. 采集信息

采集信息是为了清楚了解患者在治疗过程中的变化和反应，也是为了以后再遇到同种病例的情况时，能够做到心里有数。采集信息本身也是向患者学习的一个过程。在手法操作中，手法师需要注意采集的信息包括：

（1）患者在当前治疗过程中，身心出现的反应和变化。

（2）患者的过往经历，尤其需要注意那些可能与患者目前身心状态有重大联系的事件。

（3）患者的诊断、治疗史，包括求医经历，所接受过的各类诊断、检查、治疗等。

在手法调理过程中，如果患者真的信任你，对手法有信心，可能你收获的会比手法本身还要多。曾经有位患者，家里亲戚都是西医医生，说她的病只是亚健康。但其实她的病情已经非常严重，穿高跟鞋走不了路，穿平跟鞋、布鞋能走一小会儿，手拎不了东西，哪怕两个桃子都拎不了几十米，三十几岁就开始出现这样的症状。因为她经常要出席一些重要场合，但因为穿不了高跟鞋，又只能站一会儿就需要休息，已经近十年没有上过班了。

刚开始调理时，她对手法并不信任，直到她的一个朋友推荐（那个朋友家很多人的问题都是通过手法治好的），她才有抱着试一试的心态来到医馆。但问的第一句话仍然是："你们最坏的结果是啥？"当她得知手法调理最坏的结果也就是没效果而不会治坏时，才终于放心过来做手法。

这位患者每天会详细记录下自己病情的变化，每当有一点点好转就做个笔记，甚至包括治疗了多久，花了多少钱都记得。来医馆的时候，又会及时地把自己的记录复述给手法师，积极反馈自己的身体有什么样的变化，沟通得非常顺畅。就这样和我们成了朋友，疗效也非常好，做完手法的第三天，她就说自己可以穿高跟鞋了。这也是因为沟通在调理过程当中起到了采集信息的作用。

通过沟通，我们不仅可以了解到患者本人在手法调理中的变化，也可以了解到患者之前做过的检查、治疗，以及是如何诊断和分析病情的。尤其很多新型的诊疗方法，如果不是通过患者的介绍和描述，很难清楚地了解是怎么一回事。通过与患者的沟通交流，如果手法师有心去收集这些信息，就会发现可以学到很多知识。

有一个词叫作"师患"，就是"以患者为师"。这也是我们对很多患者的称呼——称患者为"老师"。并不是仅仅在表达一种尊重，也是对医患关系的一种真实描述：只要用心留意和虚心请教，手法师一定能从患者身上学到很多东西，尤其是他们一路走来接受不同治疗的体验，从中我们都能学有所获。而这些学到的内容，未来又可以进一步用在与以后患者的沟通中。

通过沟通，我们能让治疗也变成学习，何乐而不为呢？

3. 讲述理念

沟通的作用是为了疗效，同时也是为了相互的理解，信任关系的建立。但从更深一层的角度来说，相互理解和信任关系建立本身也是为了疗效，是为了更长远的疗效。当患者真正理解了治疗是需要相互配合，需要他自己也主动参与到康复的努力当中来的时候，他更长远的生命健康就已经得到了一层基本的保障。否则，如果不理解自己才是最应该对自己生命健康负责的人，那么就算是手法师解决了他当下的问题，疗效也是暂时的。

一位朋友膝关节疼痛，在检查他的脊椎之后，发现他的胸腰结合处是有问题的。因为他之前做过手法，所以就直接给他做了个正脊，他的膝关节马上就不疼了。后来有一次他坐火车回家，拉行李箱时火车突然颠簸停顿了一下，当时他是站立姿势，为了获得支撑，手瞬间去抓握住行李架，腰部就出现了一个大弧度的扭曲，当下他就感到腰部非常疼痛，但还是忍痛坚持回到了家，他自己认为那是渗出物导致的，并没有意识到那一瞬间其实是脊椎的再次错位。

这就是不理解的后果，正脊后没有注意防护，造成了再次错位的出现，而当再次错位造成了疼痛感时，作为当事人，也没能意识到真正背后的正确原因是什么。说明在患者做手法的过程中，手法师并没能很好地把手法治疗的理念和防护规范传递给他，或至少这位患者没能充分理解这些理念和规范对于他健康的意义和重要性，这也就体现了沟通不足的弊端。

任何治疗，首先需要当事人自己对健康负起责任，其次是他人包括手法师的干预，这是治疗发挥作用的基础。但说到底生命在自己手中，健康也在自己手中，我们不能总是希望别人来为我们负起责任，把自己的生命健康完全交由他人去管理。自己的身体自己不想管，任由别人来处理，就像是仗着司机不敢撞人就随便乱闯红灯一样，是对自己生命极不负责任的态度。

这些理念都是在做手法的一开始就需要传递给患者的，需要手法师用恰当的方式告诉患者，并通过一些具体的行为规范来保证这些理念的落实。例如正脊之后要如何保养，为什么要用特定的姿势上床、下床，为什么不能跷二郎腿，为什么要这样搬东西而不能那样拿等，这些都是理念在具体规范中的体现。就像我们要遵守的交通规则一样，是对我们每个人自身生命的保护。只有这些理念清楚了，规范遵守了，健康才有了真正的保障。

因此，沟通在调理过程中很重要的一个作用就是跟患者讲述理念。这不是可有可无的一环，就像前文提到的那个病例一样，如果不讲述清楚，不帮助患者正确充分地了解，引发的后果可能非常严重。就算是手法师的性格再内向，不愿意在治疗中多说话，但这些关键的内容，依然要做到言之周详。

4. 答疑解惑

沟通不但要把理念讲述清楚，还要让对方能够接受和理解，这并不容易做到。因为每个患者都有他自己的生活背景和治疗经验，很多患者可能会拿一些西医的名词来询问你，比如"我发炎了怎么办"？

如果你不知道这个词本身的内涵是在表达热的现象，那你就没办法将它与中医的理念联系起来。中医里对于热的表现是用的"上火"一说，火对应着热，火有"炎上"的特性。这样一解释之后，患者就能很快明白这二者的联系，进而接受你的理念，配合治疗。

我们不能强求患者，在听闻了手法治疗理念之后，就能马上理解得多么深入，对手法多有信心。我们要允许患者在接受我们理念的过程中有他自己的疑问或困惑。这个时候，作为手法师，如果能够以恰当的方式和对方能够接受的语言为其答疑解惑，就显得尤为关键。

除了会做手法以外，手法师还要知晓得更多的东西，既要懂得中医的理念，也要懂得西医的思路，明白西医的专业术语在表达什么，又要清楚怎样才能用患者听得懂的语言，把中医手法的理念传达出来。这要求虽然高，但既然最终都是为了患者的健康，那也应该是我们努力去做到的事情。

5. 增强疗效

通过沟通增强疗效包含两个方面的内容，首先是就身体本身所做的沟通。例如今天压腿部殷门穴，患者感觉气血能到膝盖；明天再做，就需要把膝盖以下的部分着重处理，气血很有可能就会到了膝关节以下或小腿；下次再做，气血会到脚。这一步一步每次在做的当下，要通过恰当的沟通，尽可能让患者通过体会感知到。

能够在患者内心里激发起一种对健康的渴望，产生对战胜疾病的信心。这就是沟通增强疗效的第一个方面。

另一方面，七情六欲对人体的影响往往高于风、寒、暑、湿、燥、火对人的影响。因此，在手法的调理过程中要增强疗效，就不能忽视人的心理问题。况且，怒、恨、怨、恼、烦，本身就对应着人的五脏。不仅手法师自己需要明白这个关系是怎么一一对应的，也需要通过恰当的方式告诉患者，利于他们的心理问题在做手法的过程中得到疏导。

这就意味着，手法师除了观察患者的身体情况，还需要仔细体会患者的情绪，把身心相互影响的原理告诉他们，让他们能够充分理解到情绪问题也是让身体疾病无法完全康复的原因。有时候情绪是比单纯的身体问题更难缠的因素。曾经我治疗过的一位患者，就在我一边给她做手法的过程中，她一边放声大哭，三四次之后，她的身体、心理都恢复了健康。这就是通过沟通增强疗效的另一个方面。

心灵的沟通不需要太多语言，重要的是理解。其实很多人，并不真的需要你给他们做多少手法，他真正需要的是倾诉，还有你的理解和安慰。有时候，只是单纯的聊聊天都能解决问题。理解不是同情，它是一种平等和相互尊重的关系。如果面对这样的患者，你闷头闭嘴只管做手法，那效果肯定会大打折扣。而当你把心给予对方的时候，收获的肯定也是一颗心。所以很多患者在做完手法之后，都和手法师成了好朋友。

总的来讲，通过沟通不但能提升自身的修养素质和技能，还能使对方从开始的怀疑、不理解，慢慢演化至信任，甚至依赖。有效的沟通可以让双方随时随地达到身体和心理的同频共振。

我曾在 20 世纪 90 年代看到过一篇报道，战争时期的一队列兵，正步走过一座桥梁，当行进的队伍到达桥梁中心时，稳固的桥梁突然坍塌。桥梁的坍塌是因为列兵整齐的步伐形成了共振的效应。从此以后所有部队在通过桥梁时，必须散步通过。那么手法师与患者的同频共振，是否可以破坏掉一个对健康有害的旧秩序，重新建立一个使身体健康、生机勃勃的新秩序呢？

第四节
手法调理中的注意事项

一、匀速运动

匀速运动包括两个方面：一方面，是一个手法的四个节拍上的时间要分布均匀，有的手法师会吃掉一个节拍或者两个节拍，就变成了三拍或两个节拍，会让对方感觉不舒服，效果也会比较差。

另一方面，是每一个手法的速度要基本接近，保持在三秒节律的频率下，一个手法连着一个手法，沿着经筋一步一步走下去，把每一条所需要做的经络打通，营造一个让气血正常循环的状态。

二、补泻

《难经》和《黄帝内经》都把元气（真气）看成是人之根本，

并受之于天。人从出生那天起，人的先天元气的多寡就已决定了。如果能够食饮有节、起居有常、不妄作劳、细水长流，就能较好地维护机体的正常运行，才会有一个健康长寿的身体。

因此，充分利用和善于保养先天元气是健康长寿的关键因素。相反，任何元气的非正常损耗都会损害健康，甚至会造成夭折。

中药有补泻，针灸有补泻，手法同样有补泻。补法是对人体元气的补充，而不必要的泻法就会损伤元气，因此对泻法运用要遵循辨证原则！

手法补泻的一般规律为：顺经为补，逆经为泻；轻手法为补，重手法为泻；慢者为补，快者为泻；顺时针为补，逆时针为泻（女性逆时针为补，顺时针为泻）。

这只是一般规律，临床还是要根据具体情况而定。比如轻和重没有绝对标准，每个人的疼痛阈值是不同的，因此所感觉到力的轻与重是不同的。而同一个人在不同时期、不同部位对疼痛的敏感度也是不同的。因此，要根据对方的面部表情、肌肉紧张度、身体感觉等方面而采用不同的轻重手法，才能达到理想的疗效。

全息手法的体系主张手法以补为主，所以做手法时要轻、要慢。人就那点元气，补还补不及呢，不能轻易就给损耗了！需要用泻法的时候也要平补平泻，或者补中有泻。

比如脾胃寒湿凝滞引起的下肢浮肿，《素问·至真要大论》曰："诸湿肿满，皆属于脾。""肿胀"属于脾，是脾经瘀滞，运化不开。因此治疗脾经的时候就可以逆经去做，用泻法，但是一定要轻一些，慢一些去做。逆经做完再顺经去做，先泻后补，综合起来就是平补平泻。这样既泻了脾经的湿，又不伤害患者的元气。

补泻是相对而言的，所以手法师要具备清晰、完整的思路，要对人体当下的状态和病机有精确的把握。

三、手法的作用点

手法的作用点，一般是作用在肌肉与肌肉的连接处、肌肉与骨头连接处、肌肉与经筋（韧带）连接处、骨头与骨头连接处。作用点基本都在连接处，特殊情况下除外。把手法的作用点弄清楚了，做手法就能够有的放矢，游刃有余。手法作用点的位置正确与否是疗效好坏的关键。

在做结节、条索与渗出物的过程中，作用点的位置尤其重要。比较有天赋的手法师，总能够刚刚卡住作用点，触及核心问题，如此一来，不仅手法师找到了东西，患者也会感觉到很明显的拨动感；天赋较差的手法师，总是作用不到关键点上，或者只作用到一部分东西。

这种感觉就像是有人被蚊子咬了一个痒包，自己够不到，不能解痒，比较难受，找一个人来帮助挠一挠解解痒，而这个人总是在痒包的周围挠来抓去，越挠越难受，越抓越痒。但当你挠到痒包时，他会感到"哇，好爽！好舒服！好解馋！"，这就是挠到"点子"上了的效果。如同做手法，不但要做到点子上，力度的大小也要把握精准，才能像挠痒包一样，既解痒又舒服！

怎样做才算"解馋"？比如说用拿法的时候，要根据结节大小拿住完整的结节；拿的时间也要根据东西的大小形状的改变，或以手法师拿的持久力来决定。同样地，用拿法处理条索时要根据条索的粗细拿住整个条索。而在用拨法处理结节或单独条索时，要从结节或条索的一边拨动到另一边，一个手法的行程要跨越整个结节；如果是多重条索，则可以一条一条地拨动，也可以把多条当作一条，一次性拨动。

渗出物一般不用拿法，要用拨法，而拨动点是在手法进行中不停变换的。因为在手法的作用中，渗出物也在不断改变，手法要根据它的改变而改变。抓住一个容易着力的点，尽快把大的渗出物分离成小的结块，小的渗出物则把它破开，直至随着身体的代谢排出去。

手法过程中一方面要跟患者沟通心里的郁闷、困惑、不理解等情志方面的问题，通过沟通疏导，尝试着帮助患者打开郁结。另一方面还需要引导他去感受身体在手法作用之后产生的变化。

要找到准确的作用点，首先要有良好的心态，心平气和，心静神清；其次是对人体结构的熟悉。心态问题需要一个较长时间调整，要慢慢地修正出来。而人体结构要在临床中去用心感悟。

四、异病同治与同病异治

在手法调理的过程中，不能拘泥于一招一式，一症一病上。有时候可以站在一定高度上看待人体和疾病。

1.异病同治

不同的疾病所引发的问题有时可以用同样的方法，或者在相同的部位解决。比如，生殖泌尿问题、骶椎疼痛、踝关节易损伤、崴踝关节、脚跟脚掌疼这些看起来不相关的疾病，都可以通过手法作用于腰骶结合和骶部来解决。它的原理与脊柱全息有关，可参照本书的相关章节。

2.同病异治

比如，脾胃问题可以通过腹部手法解决，也可以通过手法作用于足阳明经筋和足太阴经筋及其相关穴位来解决，还可以通过背部的胸腰结合处来解决，又可以使用足底反射区、耳穴反射区、掌骨反射区等方法来解决。只要有效果好的或更适合的方法，一种疾病就可以同时用多种方法进行治疗。

五、对称性与整体观

对称性共分为三部分，一是左右的对称性，就是健侧与患侧的对称性；二是上下的对称性，就是颈肩部位与腰骶部位的对称性；三是肢体与躯干的对称性。

人是一个整体，人的十二正经是对称的，当一侧的经络出现问题，另一侧经络也会受到牵连。临床中常常出现当患侧痊愈后，健侧反而出现不适感的情况。当主要矛盾解决后，次要矛盾会上升为主要矛盾。在进行一段时间的手法治疗后，原本的健侧反而相对地不如患侧的气血通畅了。

所以，治疗一定要有整体观，不能顾此失彼。但在时间的安排上需要着重照顾到患侧。患侧与健侧的时间比例为 2:1、3:1 等。

在时间分配上，患健侧时间比例会极少出现 1:1。对于症状轻的案例，时间分配差异小一些；症状重的，时间分配的差异就比较大，最大的患健侧时间比例会出现 4:1。具体可根据对方身体情况的变化而变化。在手法操作先后顺序上，一般而言，首先保证有充足的时间对患处进行处理，留有一部分时间处理健处。这就是健侧与患侧的对称性。

此外，人体的经络就像一条渠，修渠要修通整个渠道。比如当颈肩出现问题的时候，会影响上肢的经络；腰椎出现问题的时候，会影响下肢的经络。因此做颈肩的时候必须做上肢，做腰骶的时候必须做下肢。

整体性的另一体现，是要把对患者生命安全影响较大的问题作为优先级。比如患者头部或者心脏有严重问题的时候，还伴随着如腿痛、上肢痛或腰痛等其他症状，必须先使用大部分时间去解决危及生命的问题，然后用少部分时间去照顾诸如疼痛等其他症状。

六、如何保护手肘

手法师应该在保护自己、不伤害自己的情况下帮助别人解除痛苦。

1. 手的保护

手的保护分为做手法时的保护和生活中的保护。

做手法时的保护：用手做拨法的时候，拇指的远节指骨与近节指骨之间的关节不能弯曲，保证拇指在正常的曲度下完成拨法。用拿法的时候，所有手指的远节指骨与中节指骨之间的关节都不能弯曲。被拿的东西较小就要用中节指骨与近节指骨之间的关节；被拿的东西较大就要用近节指骨与掌骨之间的关节。拇指的远节指骨与近节指骨之间的关节在特定的时候可以弯曲，在需要弯曲的时候会单独说明，其余四指的远节指骨与中节指骨之间的关节永远不可以用，这样才可以很好地保护手。

生活习惯的保护：做完手法或做完家务以后需要洗手的时候，因为手的温度较高，气血比较通畅，为避免寒气侵袭伤害到手，不能使用冷水，一定要用热水洗手。如果手出现肿胀、疼痛可以用手法帮助缓解，加上艾灸恢复更快。

2. 肘的保护

做手法使用肘的机会较多，如果患者渗出物已钙化，加上手法师的姿势不对，很容易伤到肘，良好的姿势是避免伤害肘的必要前提。

首先，用肘做拨法的时候，一定要按照四个节拍和借力的要求来完成。肘的距离一定贴住自己身体的胸腹部，力臂距离越小越能保护肘。第一节拍的用力方向尽可能地向手法师的怀中用力，禁止向手法师的前外方用力。

其次经常做手法的手法师，每次洗澡要重点关照肘部，一是搓揉肘部，把肘部的死皮去掉；二是使用护肤品或精油涂抹肘部，不然肘部与患处经常摩擦，会出现沙粒状的垃圾堆积在肘尖的皮肤与肌肉之间，做手法的时候非常难受。为避免这种情况，我们要尽早处理，对肘部加以保护。

七、手法的禁忌

推拿按摩教科书一般会有推拿按摩的禁忌，从脊柱全息手法的世界观来看，一定要从"是什么，为什么，怎么办"的角度来看待这些问题。

首先很多教材中所述的禁忌，比如"有心脏病不可以按摩"这种说法，是因为担心在按摩过程中，人体整体气血会处于相对亢奋的状态，导致心脏原本相对较弱的气血，会更加流通不畅，从而引起心脏病的发作。

在全息手法里面可以根据心脏问题所对应的阻滞，来打通经络、气血，有针对性、目的性地处理心脏问题的全息对应部位，来解决心脏问题。除了先天性心脏问题和器质性病变，其他很多情况是可以做手法的。

手法的禁忌：

（1）开放性损伤。

（2）传染性疾病。

（3）醉酒（避免出现不必要的麻烦）。

（4）饭前后一小时。

（5）经、孕期禁忌部位禁止做手法。

（6）椎管出现肿瘤。

（7）脊髓空洞症。

（8）脊椎手术加钢板患者。

（9）不宜接诊癌症患者和危症患者。

（10）椎间盘脱出进入椎管的患者。

（11）除急诊外，晚上9点以后不要做手法。

（12）以保健为目的的手法，不建议冬天进行，更不宜在晚上9点以后进行。

需要注意的是痛经、月经量少、腹部坠胀、经血很难正常排出、月经周期过长的患者可以不关注经、孕期禁忌，甚至可以在经期有目的性地针对调理，疏通阻滞，行气活血，以期达到所需的效果。孕期禁止做腰骶部、腹部手法，至于上肢、颈肩、下肢，则可以用轻柔的手法帮助缓解妊娠综合征等。

八、排病反应

需要注意的是一部分患者做完手法以后，会出现对身体健康有益的排病反应：

（1）出汗（异味汗）。

（2）怕冷、怕风（需与外感风寒区别）。

（3）发热（和生病发热有所不同，无其他不适）。

（4）腹泻（不伴有腹痛、乏力）。

（5）打嗝。

（6）排湿、局部瘙痒。

（7）嗜睡。

（8）哭泣、言语或肢体发泄。

（9）大小便严重异味、矢气等（做手法后出现，持续时间与身体情况有关）。

（10）隐性疾病的显现（患者本身具有某些问题，却因身体不敏感而感觉不到，经调理后这些原本"非重点"的问题会显现出来）。

（11）饥饿或食量加大。

有这些排病反应的人只占少数，也是因为他们相对应的脊柱和脏腑有问题，随着手法的深入，身体会越来越好。

第六章

临床篇

在临床操作中，脊柱全息手法主要作用于人体四个部位（颈肩部、腰骶部、胸腹部、头面部），而从操作步骤上来说，又可分为"五部曲"（放松肌肉、柔顺韧带、清理渗出物、正脊、以通为用）。虽说部位和步骤的划分，能够让手法师在学习和操作中更细化、更有针对性，但涉及具体治疗，手法师一定要有对人体的整体性认知，以及对整个治疗过程的全局性思考，不可偏废。

第一节
全息手法的调理五部曲

一是肌肉的放松。在《灵枢·天年》中岐伯对黄帝说，人寿长久的一个先决条件为"肌肉解利"。这里的"解"通松懈的"懈"，"利"则是畅通的意思。如果肌肉不放松、不条顺，就会形成结节。此时手法师就需要通过外力重新让肌肉松懈、畅通起来。

二是韧带的柔顺。正如本书第二章"脊柱对人体的重要性"中所提及的，"骨正"与"筋柔"密不可分，都是"气血以流"的先决条件。这也是为什么脊柱全息手法主要都是作用在经筋上的原因，其目的就在于使韧带达至柔顺。

三是渗出物的清理。渗出物是由脊椎的椎间盘破裂、髓核脱离椎间盘的约束或关节滑囊破损而流出来的物质。其形成原因、形态特点、位置及手感，均已在第五章第三节中有所描述。

四是正脊。本书在第一章第一节就强调，脊柱是一个直立的整体。现在的正脊多以扳法和牵引偏多，其缺陷往往就体现在矫正有问题椎体的同时，无法兼顾对其他椎体的保护，有失整体性。

而全息手法的正脊，不借助任何仪器或机械力，在没有痛苦，安全、舒适的情况下一步完成。

很多人问：给患者正脊时的状态是什么样的？从客观上不太好表述，但可以负责任地说，它是在一种"感、觉"明悟的状态下，沟通天地，利用自然之力进入一种类似《医宗金鉴》中所说的"一旦临证，机触于外，巧生于内，手随心转，法从手出"的境界下来完成的。

正脊是正基，正的是根本，可以称之为"及"，也是正疾，亦是正己！

五是以通为用。以通为用，意思是在正脊完成后，要与患者沟通，看是否还有不适感，再结合自己对其肌肉经筋情况的判断，去做全身性调理。不要小看这个步骤，它除了能让手法师采集到患者的反馈信息，更能帮助患者释放心中的不安和疑虑，增强信心，从而实现身心的通达一致。

上述调理五部曲，可视作脊柱全息手法操作流程的总纲，具体落实到人体的四个部位，从循序渐进学习操练的角度又可分为六个单元：下肢、上肢、颈肩、腰骶、胸腹和头面部。本着人体要从整体看待的认知，三、四单元属于应用，一、二单元则是在进入应用前不可缺失的基础。为了把基本功打扎实，更好地熟悉手法操作原理、确保手法操作的安全性，需先把一、二单元提出来进行训练。

在具体讲解各单元的操作方法前，读者须注意此章节所涉及的有关人体上下、左右、内外等用语，均以标准解剖姿势所对应的方位用语进行描述。所提及的经络相关词汇，亦通经筋，甚至主要在讲经筋。

第二节
下肢部位的调理手法

手法学习先从下肢与上肢开始，这样一是出于安全考虑；二是此二处较容易找感觉。掌握熟练上下肢手法后，才能练习背部、头部和腹部的手法。

下肢治疗的重点为足太阳和足少阳，阴经视需求而定。重点部位包括：髋、膝、踝关节。

一、髋关节手法

表 7　髋关节手法

体态形式	患者俯卧位，手法师站在右侧做左侧，站在左侧做右侧，左腿用左肘，右腿用右肘
常见症状	梨状肌综合征、髋关节疼痛、髋关节卡顿感、股骨头坏死造成的症状等

调理重点	髂嵴上缘下方至大转子的位置和大转子后方
操作方法	肘拨法（以下所有部位操作方法均按照《良好手法的操作原则》进行）
参考线路	●可以把髋关节视作两个"半圆形"（图33、图34） ○首先"打招呼"，可以用推法，由髋关节推到脚趾尖；接着用肘拨打第一个半圆，起点为髂嵴上缘下方，沿着骨盆边沿经过骶椎的外沿直至尾椎会阳穴 ○第二个半圆，起点从大转子上方开始，沿着大转子经过大转子后方至臀横纹外侧。手法作用于这两个半圆，把渗出物及其粘连的条索、结节打开，直至气血能够正常输送给股骨头
注意事项	●"磕头虫"幅度尽可能大；充分运用借力；避免打到骨头，要打在骨缝处 ●手法师站位，一是尽可能双腿和双脚靠近床，且双脚并拢；二是站立位置要与手法作用位置一致

　　髋关节是一个重点部位。一般人髋关节部位的渗出物都比较多，很多腰部问题也是因为气血阻滞在髋关节而导致的。股骨头坏死患者往往在这一点上尤其严重，渗出物把股骨头周围包得很严实，导致气血不能够到达股骨头，骨骼得不到濡养进而出现坏死。只要把髋部结滞做开、做到位了，气血可以重新开始正常运行，股骨头坏死的症状就会得到有效改善。需要注意的是，股骨头坏死患者基本上都有青少年时期受过外伤的经历，椎间盘和滑囊因外伤破损流出的渗出物包裹着股骨头，使气血不能濡养股骨头，乃至坏死，如果包裹位置偏于前侧，调理时有可能需要患者处于仰卧位。

《灵枢·经脉》曰:"经脉者,所以能决死生,处百病,调虚实,不可不通。"结合临床上来看股骨头坏死并非是"不可逆转"的。

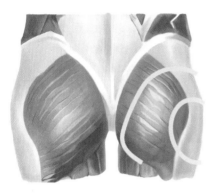

图 36　两个"半圆"
（肌肉）

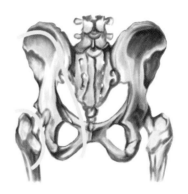

图 37　两个"半圆"
（骨骼）

二、足太阳、足少阴经筋手法

表 8　足太阳、足少阴经筋手法

体态形式	患者俯卧位,手法师站在右侧做左侧,站在左侧做右侧
常见症状	坐骨神经痛、小腿疼痛、委中痛、抽筋、拧痛感、前倾困难等
调理重点	关节处（臀横纹处、委中处、跟腱处）、殷门穴

操作方法	大腿以肘为主，采用压、拨、打的肘拨法；小腿可用手拨法
参考线路	足太阳经筋分内、外两条线，皆始于承扶穴，经腘窝、踝部、足跟，直至脚尖
注意事项	大腿受力，委中、小腿和脚不受力，注意力度的大小；注意基本功的稳定性

足太阳的内、外两条线，要根据对方疼痛位置所在的线路，找到相对应的经筋来进行手法操作，重点关照问题严重的线路。调理中，应遵循"宁可失其穴，不可失其经"的原则，尽可能把握住循经的精准。

操作时，肘尖放在膀胱经内后侧，慢慢压下去，而后拨动足太阳经筋，拨到拨不动或者有点难拨时，小臂向前外侧压打下去，以振动和拨离打开粘连（使用"磕头虫"的动作，三秒钟的时间完成四个节拍和"两头轻"的手法）。

一个手法接着一个手法（不"点豆"），直至脚尖，达到让整条经筋气血通达、缓解症状的目的。小腿不受力者，可换手拨法。做完一条腿，用同样的方法换另一条。

在做完足太阳经筋以后，如果阴经（经筋）有问题可以用拇指轻揉地拨动足少阴和足厥阴，麻痹的患者可以用肘。需要说明的是在阴谷、曲泉、阴陵泉附近如有大的结节，可以用拿法进行处理。从临床上发现，阴经出现问题的概率比太阳、少阳经筋概率较小。

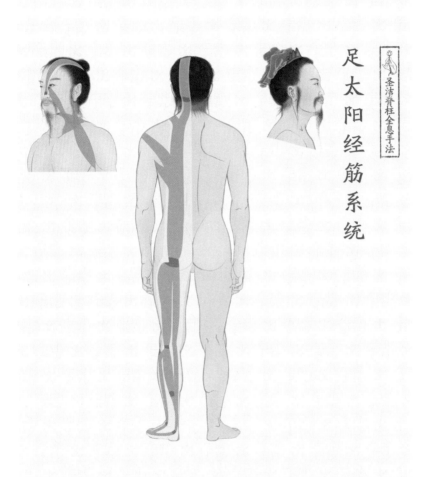

足太阳经筋系统

　　足太阳之筋，起于足小指，上结于踝，邪上结于膝，其下循足外踝，结于踵，上循跟，结于腘；其别者，结于踹外，上腘中内廉，与腘中并，上结于臀，上挟脊，上项；其支者，别入结于舌本；其直者，结于枕骨，上头下颜，结于鼻；其支者，为目上网，下结于頄；其支者，从腋后外廉，结于肩髃；其支者，入腋下，上出缺盆，上结于完骨；其支者，出缺盆，邪上处于頄。其病小指支跟肿痛，腘挛，脊反折，项筋急，肩不举，腋支缺盆中纽痛，不可左右摇。治在燔针劫刺，以知为数，以痛为腧，名曰仲春痹也。

绘制　郝　永　雷浩佳

图 38　足太阳经筋系统

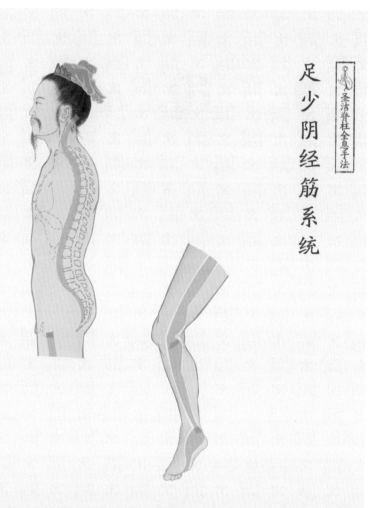

足少阴经筋系统

圣活脊柱全息手法

足少阴之筋，起于小指之下，并足太阴之筋，邪走内踝之下，结于踵，与太阳之筋合，而上结于内辅之下，并太阴之筋而上，循阴股，结于阴器，循脊内挟膂，上至项，结于枕骨，与足太阳之筋合。其病足下转筋，及所过而结者皆痛及转筋。病在此者，主痫瘛及痉，在外者不能俯，在内者不能仰。故阳病者腰反折不能俯，阴病者不能仰。治在燔针劫刺，以知为数，以痛为腧，在内者熨引饮药。此筋折纽，纽发数甚者，死不治，名曰仲秋痹也。

绘制 郝 永 雷浩佳

图 39 足少阴经筋系统

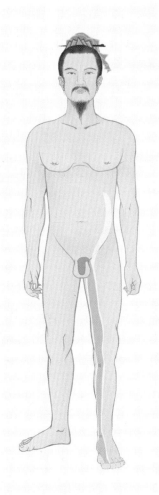

足厥阴经筋系统

圣济脊柱全息手法

　　足厥阴之筋，起于大指之上，上结于内踝之前，上循胫，上结内辅之下，上循阴股，结于阴器，络诸筋。其病足大指支内踝之前痛，内辅痛，阴股痛，转筋，阴器不用，伤于内则不起，伤于寒则阴缩入，伤于热则纵挺不收。治在行水清阴气。其病转筋者，治在燔针劫刺，以知为数，以痛为腧，命日季秋痹也。

绘制 郝 永 雷浩佳

图 40　足厥阴经筋系统

三、足少阳经筋手法

表9　足少阳经筋手法

体态形式	患者俯卧、仰卧位均可，手法师站在患者右侧做右侧，站在左侧做左侧；如用肘拨，手法师要坐在凳子上操作
常见症状	开阖（如睡眠，髋关节、膝关节、踝关节的屈伸，耳、目等出现问题）、升降不利（如呕逆、胃气不降），以及少阳经筋疼痛、麻木等症状
调理重点	以风市、阳陵泉、悬钟、丘墟周围上下为重点，特别是风市穴，很多人此处肌肉容易萎缩，要作为重点关照部位
操作方法	一般用手拨法，个别特殊情况可用肘拨
参考线路	始于髂嵴上缘下方骨头与经筋交接处，缘足少阳胆经向下至脚尖
注意事项	不要"推人"；严禁用搓法导致蹭皮；用手做髋关节时，手指要注意避让尴尬部位

从髂嵴上缘下方开始，用手的拇指或肘尖压拨经筋，必须作用在骨头与经筋交接的地方（这正是在足少阳胆经的线路上）。操作者以一只手拇指指腹外侧接触患者的经筋，其任务是循经感知筋结而不必主动发力，再用另一只手的掌根或拇指叠压在下方手拇指上，通过上方手的借力或手腕翻动拨动足少阳经筋，左右手可交替进行。肘拨时，肘尖拨动经筋，一下一下作用在经筋上，向下直至脚尖。无论肘拨或手拨都要注意节拍和借力。

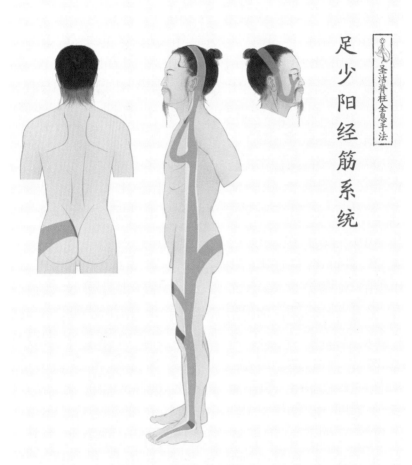

足少阳经筋系统

足少阳之筋，起于小指次指，上结外踝，上循胫外廉，结于膝外廉；其支者，别起外辅骨，上走髀，前者结于伏兔之上，后者结于尻；其直者，上乘䏚季胁，上走腋前廉，系于膺乳，结于缺盆；直者，上出腋，贯缺盆，出太阳之前，循耳后，上额角，交巅上，下走颔，上结于頄；支者，结于目眦为外维。其病小指次指支转筋，引膝外转筋，膝不可屈伸，腘筋急，前引髀，后引尻，即上乘䏚季胁痛，上引缺盆、膺乳、颈，维筋急，从左之右，右目不开，上过右角，并跷脉而行，左络于右，故伤左角，右足不用，命曰维筋相交。治在燔针劫刺，以知为数，以痛为腧，名曰孟春痹也。

绘制　郝　永　雷浩佳

图 41　足少阳经筋系统

四、收功点穴

表 10　收功点穴手法

重点穴位	涌泉、承山、承筋、委中、委阳、阴谷、殷门、承扶、环跳，其中殷门是重中之重
操作步骤	（1）当足少阳经筋做到踝关节或脚尖后，可以用掌跟推法推动整个脚掌。如遇脚部问题严重或麻木疼痛者，可逐经用手拨动整个脚掌、足底，点涌泉 （2）点完涌泉后，一只手拿起脚，使小腿竖起与大腿形成 90°夹角，一手扶脚掌，一手握锤，砸脚跟；接下来一手扶脚踝，一手拿脚掌，上下左右活动、旋转踝关节 （3）一手拿踝关节，一手拇指向下向前，依次点阴谷、委阳、委中。点委中时，一定要感受委中是否有脉动，并感知脉动的轻重缓急，以此判断气血的变化。在拇指点住穴位不松动的情况下，另一只拿踝关节的手把小腿朝患者臀部方向折叠。有的人疼痛折叠不下去，就要轻缓；如不疼痛，则尽可能把小腿折叠至脚后跟能触及臀部 （4）点委中手不动，另一只手，依次向前点承山、承筋 （5）点殷门，一般来讲左侧腿用右肘点，右侧腿用左肘点。手法师肘放平，小臂压在殷门上，肘尖与大腿外侧齐平，然后全身力量作用在小臂上，上半身动作保持不变，压殷门肘同侧的小腿屈膝，另一只腿膝关节叠压在前面小腿上，手法师自身稳定后，另外一只手放在患者的腰部，保持全身姿势不变，停留30 秒以上 （6）躯干和下半身保持点殷门的姿势不变，用肘尖向前向上点压承扶，效果好者，同样会有热流 （7）转到患者的另一侧，用同侧肘（左腿用左肘，右腿用右肘）的肘尖向前，向中间点压环跳 （8）点穴结束后收功，可用推揉等轻柔手法结束手法操作

殷门穴有个特殊的作用。在气血不通的情况下，点压完殷门，没有什么感觉。但随着手法的推进，再点压殷门时，腿和脚上都会出现感觉。而在点压完殷门手法师起身时，会有一股热流，从殷门处直冲而下，气血通畅者可达到脚尖，有问题者热流到达问题所在处（视作下次手法处理的重点）。以此来验证手法疗效和患者康复情况。

注意：以上所指的方向均以患者的标准解剖姿势为准。

第三节
上肢部位的调理手法

上肢问题一般出在手太阴、手少阴、手太阳,其他经络相对较少,可根据具体情况,分别作为重点进行调理。如果说下肢手法是练肘的,那么上肢手法就是练手的,上肢极少用肘。在全息脊柱手法中,上肢部位的调理手法需覆盖肩关节、肩胛骨。

一、肩胛骨

表 11 肩胛骨手法

体态形式	无特殊要求,除仰卧位以外均可
常见症状	"五十肩(冻结肩)"、活动受限、各种疼痛、麻木、酸困、肿胀等

调理重点	肩贞穴、肩胛下角、肩髃穴；有些人第一条线路（图42）是重点
操作方法	沿经络、经筋以手拇指拨，大的结节处以手"拿"的方法进行处理
参考线路	●共四条，根据不同情况，选择重点线路进行操作 ○Ⅰ线：从肩胛下角开始，沿肩胛骨内缘一直向上经过肩胛骨上角，通过肩井穴至肩髃穴。肩胛下角使用上下、左右拨法拨动条索，如果条索较粗，可采用拿法，拇指与中指、食指贴紧拿起肩胛下角和肋骨的连接处 ○Ⅱ线：从肩胛下角开始，重复第一条线至肩胛冈，通过肩胛冈至肩髃穴 ○Ⅲ线：从肩胛下角开始，经过天宗穴、冈下窝至肩髃穴 ○Ⅳ线：从肩胛下角开始，沿肩胛骨外缘经过肩贞，到达肩髃穴
注意事项	"拿"不是抓，也不是掐。从造字上来看，"合""手"为拿，要拿到"东西"，不要拧人

第一至第三条线路都以手拇指拨法，从下到上，从内到外，主要进行经络疏导。第四条线操作以拿法居多，特别是"肩贞"处是手太阳的难点，也是重点。

拿的时候禁止使用中节指骨和远节指骨之间关节（容易伤到对方），要用近节指骨和掌骨之间关节或者用中节指骨和近节指骨之间关节。拿的时间长短，取决于手的持续力，或结节条索是否消融、散开，过程中如果手部气力无以为继时可以换手。

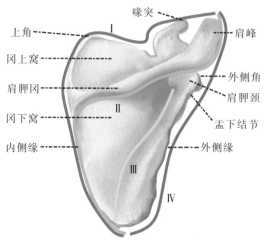

图 42　肩胛骨（后面观）

二、上肢

表 12　上肢手法

体态形式	不拘泥体态形式
常见症状	肩关节、肘关节、腕关节各种问题；风湿、类风湿；网球肘；腱鞘炎；手指或关节的肿胀、活动不利；麻木、疼痛、萎缩、抖动；怕冷、感冒、发烧；头脑不清晰、情绪起伏大等
调理重点	肩髃穴，问题经络、关节处
操作方法	一般经筋用手拨法，结节或大的条索用手拿法

参考线路	●手太阴与手阳明：手太阴从肩前穴及中府、云门开始，从上到下直至指尖；手阳明从肩髃开始，从上到下直至指尖 ●手太阳与手少阴：都要上接肩胛骨，至肘关节，过肱骨与尺骨之间的鹰嘴位置，直至指尖 ●手少阳：从肩髃处开始，拨、拿至肘关节，进入小臂后拨动至指尖 ●手心主（手厥阴）：极泉开始，拨、拿至肘关节，进入小臂后拨动至指尖 ●收功：点合谷、鱼际、拉手指
注意事项	●上肢拿法时，一般会把手阳明和手太阴一起拿，称为"两经合一拿" ●心脏的护卫队是心包（厥阴），这是第一层防线，还有一层防线就是小肠（太阳）。心脏出了问题，要调理这两条防线 ●手拨要拨到东西，拿法不要太过与不及

1. 手太阴与手阳明经筋

肺部受寒很容易感冒，或长期受寒由表入里反而不易感冒，因此手法师在处理上肢部位时都要作用于手太阴经筋。具体步骤为从肩前穴及中府、云门开始，问题严重用拿法，问题细小用手拨法，从上到下直至指尖。

手阳明经阻滞容易导致情绪波动，手阳明经筋从肩髃开始是重点，并且条索很粗，要反复拨动直至肘关节；小臂阳明经筋的拨动方向一般向拇指方向拨动，从上到下直至指尖。

上肢拿法时，一般会把手阳明和手太阴一起拿，称为"两经合一拿"。用手拨法时，手下一定要有感觉，要拨到东西。

2. 手太阳与手少阴经筋

大部分人的手太阳经筋淤堵容易造成经筋、肘关节、肩关节疼痛、麻木。在有大量的结节条索时还会形成"蝴蝶袖"。此外，大脑混沌、大脑分辨整理能力及分析判断能力下降也与此经有关。

在手法操作层面，要上接肩胛骨，上臂两条经筋用拿法直至肘关节，肘关节有各种问题的人，肱骨与尺骨之间的鹰嘴位置非常重要，要细致地去拨动找到痛点和麻筋，逐一解决。小臂可以用手四指拨法拨动少阴，拇指拨法拨动太阳直至指尖。也可以采取手太阳与手少阴两经合一拿法。极泉是重点。

心脏的护卫队是心包（厥阴），这是第一层防线，还有一层防线就是小肠（太阳）。心脏出了问题，要调理这两条防线。

3. 手少阳与手心主（手厥阴）经筋

手少阳：从肩髎处开始，有时用手拨法，有时用拿法，拿的时候可以三经（手阳明、手少阳、手太阳）合一拿，即拿住整个三角肌。手拨时要拨到很粗的条索，一直跟着条索走，直至肘关节。小臂手少阳拨动方向要向拇指方向拨动，如果向小指方向拨动效果就差一些。

一般来讲，手心主（手厥阴）经筋可以用三经（手太阴、手厥阴、手少阴）合一拿，也可以用手拨法，拨动经筋。情绪以及睡眠问题可以重点做，具体怎么样操作，要据情而定。

做完上肢以后，要点合谷、鱼际、拉手指。如果手指有问题，要逐经一一对应拨动处理。如果没有大的问题，拉动手指就可以了。点合谷的位置，不在针灸穴位定位处，要横向移至掌骨，用拇指向内向上点压，保持 5 秒以上。鱼际穴在赤白肉际处向小指方向点压，同样是 5 秒以上。整体做完上肢，要轻缓地揉一下让对方放松，意味着跟身体说"再见"。

几条经筋是否全部关注，要视情况而定，问题经筋重点照顾，正常经筋可以忽略；关节部位，着重关注问题点，是拨是拿、时间的长短、手法是轻是重，不能一概而论。类似网球肘、腱鞘炎的病灶点都是关注对象。

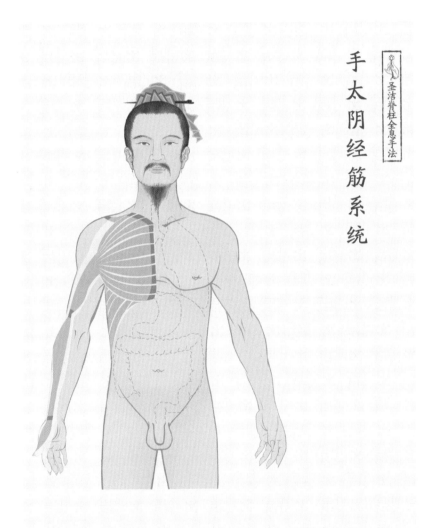

手太阴之筋，起于大指之上，循指上行，结于鱼后，行寸口外侧，上循臂，结肘中，上臑内廉，入腋下，出缺盆，结肩前髃，上结缺盆，下结胸里，散贯贲，合贲下，抵季胁。其病当所过者支转筋痛，甚成息贲，胁急，吐血。治在燔针劫刺，以知为数，以痛为腧，名曰仲冬痹也。

绘制　郝　永　雷浩佳

图 43　手太阴经筋系统

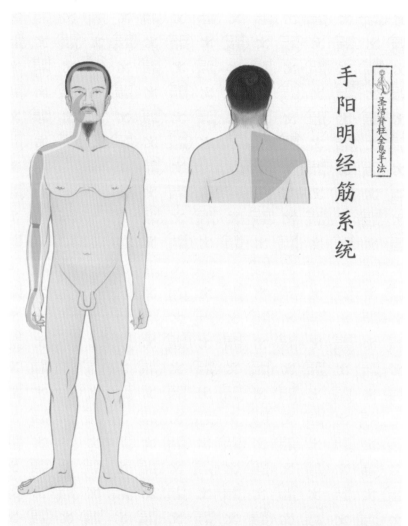

手阳明经筋系统

圣活脊柱全息手法

手阳明之筋，起于大指次指之端，结于腕，上循臂，上结于肘外，上臑，结于髃；其支者，绕肩胛，夹脊；直者，从肩髃上颈；其支者，上颊，结于頄；直者，上出手太阳之前，上左角，络头，下右颔。其病当所过者支痛及转筋，肩不举，颈不可左右视。治在燔针劫刺，以知为数，以痛为输，名曰孟夏痹也。

绘制 郝 永 雷浩佳

图 44　手阳明经筋系统

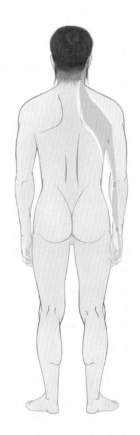

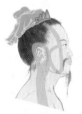

手太阳经筋系统

圣洁脊柱全息手法

　　手太阳之筋，起于小指之上，结于腕，上循臂内廉，结于肘内锐骨之后，弹之应小指之上，入结于腋下；其支者，后走腋后廉，上绕肩胛，循颈，出足太阳之筋前，结于耳后完骨；其支者，入耳中；直者，出耳上，下结于颔，上属目外眦。其病小指支肘内锐骨后廉痛，循臂阴入腋下，腋下痛，腋后廉痛，绕肩胛引颈而痛，应耳中鸣痛，引颔目瞑，良久乃得视，颈筋急，则为筋瘘颈肿。寒热在颈者，治在燔针劫刺之，以知为数，以痛为腧，其为肿者，复而锐之。其支者，上曲牙，循耳前，属目外眦，上颔，结于角。其病当所过者支转筋。治在燔针劫刺，以知为数，以痛为腧，名曰仲夏痹也。

　　绘制　郝　永　雷浩佳

图 45　手太阳经筋系统

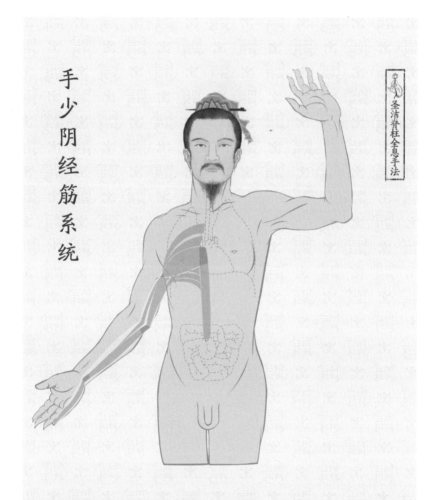

手少阴之筋，起于小指之内侧，结于锐骨，上结肘内廉，上入腋，交太阴，挟乳里，结于胸中，循贲，下系于脐。其病内急，心承伏梁，下为肘网。其病当所过者支转筋，筋痛。治在燔针劫刺，以知为数，以痛为腧，其成伏梁唾血脓者，死不治。

经筋之病，寒则反折筋急，热则筋弛纵不收，阴痿不用。阳急则反折，阴急则俯不伸。焯刺者，刺寒急也，热则筋纵不收，无用燔针。名曰季冬痹也。

足之阳明、手之太阳筋急，则口目为噼，眦急不能卒视，治皆如上方也。

绘制 郝 永 雷浩佳

图 46 手少阴经筋系统

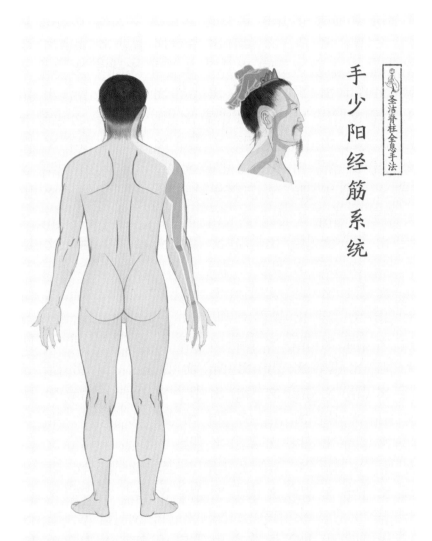

手少阳经筋系统

手少阳之筋，起于小指次指之端，结于腕，上循臂，结于肘，上绕臑外廉，上肩走颈，合手太阳；其支者，当曲颊入系舌本；其支者，上曲牙，循耳前，属目外眦，上乘颔，结于角。其病当所过者即支转筋，舌卷。治在燔针劫刺，以知为数，以痛为腧，名曰季夏痹也。

绘制　郝　永　雷浩佳

图 47　手少阳经筋系统

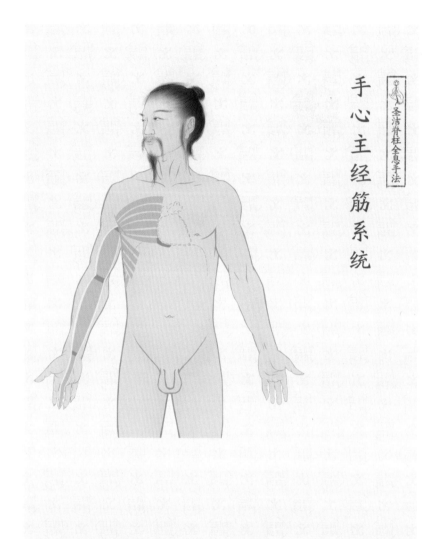

手心主经筋系统

圣洁脊柱全息手法

　　手心主之筋，起于中指，与太阴之筋并行，结于肘内廉，上臂阴，结腋下，下散前后挟胁；其支者，入腋散胸中，结于贲。其病当所过者支转筋，前及胸痛，息贲。治在燔针劫刺，以知为数，以痛为腧，名曰孟冬痹也。

绘制　郝　永　雷浩佳

图48　手心主（厥阴）经筋系统

第四节
颈肩部的调理手法

颈椎病在西医学中分为颈型、神经根型、交感神经型、椎动脉型、脊髓型、混合型等，在脊柱全息疗法体系中把常见的脊椎问题分为侧弯、错位、反弓、前凸。

颈肩部手法主要作用于足太阳和手太阳经筋，特别是颈肩和腰骶同时调理时，足太阳更是主要作用的经筋。

足太阳内线的阻滞，一般与内脏腧穴相对应的棘突问题相关，比如第 3 胸椎出现问题，因其位置相对应的是肺俞，就会影响肺的功能，或导致肺的经筋及足太阳内线相对应部位的不适。以此类推，足太阳内线包含了五脏六腑腧穴，包括风门、肺俞、厥阴俞、心俞、督俞、膈俞、胃脘下俞、肝俞、胆俞、脾俞、胃俞、三焦俞、肾俞、大肠俞、小肠俞、膀胱俞等，在影响相对应内脏功能的同时，足太阳内线相对应的部位及内脏相对应的经络和经筋也会受到波及。

足太阳外线，也是肩胛骨内缘，这条线出问题，除了影响肩部功能、造成背部疼痛，也会影响人在情志、心神层面的状态，其具体症状亦与病灶相对应的脊椎位置相关。足太阳外线穴位有魄户、膏肓、神堂、谚语、膈关、魂门、阳刚、意舍、胃仓、肓门、志室、腰宜、胞肓，这其中许多腧穴对人的心神、情感、精神有至关重要的影响。颈肩部的调理一般需覆盖至肝俞，肝俞以下的区域放在腰部调理。

太阳经为"表"，调理太阳经相当于汤药中的麻桂法，即"开太阳"。手法是药，经络穴位配合相当于处方，是由表及里调理身体的一个思维模式。

《素问·金匮真言论》曰："东风生于春，病在肝，俞在颈项。"颈部问题与肝胆有密不可分的关系，故颈肩部手法调理从颈头开始，直至胸9左右。

表13　颈肩部手法

体态形式	患者坐位、俯卧位；坐位时做对侧，即站在左侧做右侧，站在右侧做左侧；俯卧位时做当侧
常见症状	●常见症状较多，主要可分三类 ○头部、面部、五官、颈部本身问题 ○肩部、上肢各种关节问题（腕关节、肘关节、肩关节）及其经络、经筋问题 ○背部、内脏及情志问题等
调理重点	风池、颈头结合、颈椎、颈肩结合、大椎周围、肩胛上角、背部足太阳内线和外线
操作方法	颈部与颈头结合只用手拨法，颈肩结合部和胸背部可用手拨或肘拨

续表

参考线路	颈头结合与颈椎；颈肩结合；背部（详细步骤见下文解说）
注意事项	●颈部、颈头结合禁止使用肘拨，手法要轻柔，不要搓皮；无论上肢有没有问题，做完颈肩一定要做上肢 ●或因患者本身头部存在问题，长时间保持治疗体位气血回流不匀，或因手法师初学技术欠纯熟，部分患者在接受颈肩调理手法后会出现头晕的现象，对此类患者必须在颈肩调理后额外加上"防止手法治疗后头晕的方法"

1.颈头结合与颈椎

开始调理以前首先要分推两肩跟对方打招呼。

凡是结合部，还有关节部，都是容易淤堵的部位，一般都会存在较大的问题。颈头结合也是如此，一是风池穴，二是翳风穴，三是风府穴，都容易存在堵滞。颈头结合的线路有两条，第一条是颈头结合的骨缝（耳下翳风穴至风府穴）沿线，此处大部分人都存在问题；第二条是骨缝平行向上移动至玉枕下方的区域，部分人严重，部分人不明显。颈头结合问题严重者会出现大脑供血不足、脑萎缩、血压异常、梅尼埃病等诸多头部问题。

第一条线操作时，用拇指拨法从翳风穴行至风府穴，耳朵问题严重的，耳下翳风穴很重要；耳朵问题不严重的，翳风穴可一带而过。一般风池穴位置的东西较多，风府穴则相对少一些。另一侧同样的部位同样的方法同样的思路，据情况而定。

颈项部是人体气血阴阳交接处，也是防护相对薄弱的部位。一般来说，头上有头发，身上有衣服，唯独颈部无有遮挡，是容易被忽略的地方。而这个部位最易受风寒湿侵入，尤其是风池穴、风府穴，穿低领衣服、经常在空调房的人更是如此。六淫邪气客于经脉形成的结节、条索，会影响颈项部血气运行，导致各种不适症状。

颈椎的棘突两侧是两条线路（足太阳经筋），一条线路是棘突上（督脉），还有一条线路是胸锁乳突肌（足阳明经筋）。

手法操作时，督脉从风府开始直至大椎，这条线如果不严重可以忽略。足太阳两条线路，一般来说比较严重，从风池穴开始，用手拨动，直至大椎，反复多遍，重点部位要停留足够的时间。足阳明的肌肉一般比较厚，拨动不方便时，可以用"拿"法。一般来说，颈椎侧弯的人，凸出的一侧，此经筋问题会比较严重，更容易引起人的头部眩晕。颈椎为斜线型，多表现为头疼；颈椎为侧弯型，多表现为头晕。

2. 颈肩结合

颈肩结合同样是一个比较重要的位置，重点较多，情况较复杂，手法操作相对困难，需要慢慢去体会。重点包括颈肩结合处、大椎、肩井窝、肩胛上角。具体操作又分几条线路。

首先是大椎（第 7 颈椎部位），除脊椎问题外，还容易出现富贵包。富贵包产生的原因：一是寒；二是僵。寒，由于长时期穿低胸、低领的衣服，出汗以后又受到空调寒气的侵袭，使出汗的汗液遇冷瞬间聚结在肌肉的腠理，形成大的结节；我们来讲一个自然现象，南方人可能不知道，中原以北的人，在没有自来水的时候，都使用水缸来储备饮用水，老年人到冬天的时候，都会告诉年轻人，水缸不要装满水，如果要装满水的话，第二天早上水缸里的水，会因为急剧下降的温度而结成冰的水把水缸撑破。大家可以自己在家实验一下，用玻璃杯装满水，放进冰箱冷冻，看看第二天的情况是什么样的？

水的特性很有意思，第一是它具有和其他物体一样的热胀冷缩的特性，通常用火去烧常温下的水，随着温度的越来越高，水会越来越多。当水烧开那一刻，大半壶水会变成一壶水。第二是它还具备"冷胀热缩"的特性。常温的水因天气的寒冷结冰后，体积远远大于常温下水的体积。

因此人受寒以后的肌肉，不在正常的体温范围以内，造成气血津液凝滞，就会结成比常态肌肉更大更硬的结节。很多人身体胖，并不是真的胖，而是寒导致的。

僵，就是长时间保持一个动作不动，肌肉越来越僵硬，失去了肌肉本来应有的弹性。如果只是有寒没有湿不会形成富贵包，如果只有僵没有寒也不易形成富贵包。富贵包的形成由寒、湿、僵共同存在导致的。

富贵包的处理，一是小臂与脊椎呈十字交叉状，用小臂滚拨大椎；二是用"拿"法分别拿大椎的两侧；三是双手拇指放在富贵包前面向中间向后方对挤富贵包；四是用肘或手拨动富贵包两侧，可以从后方向前方拨，也可以前方向后方拨，根据情况而定，拨动的角度与脊椎形成 45° 左右夹角。

其次是颈肩结合处，在大椎的前外侧方，从颈 5 至"肩井"窝、颈 6 至肩胛上角一般会有较硬的条索或渗出物，也要同样使用 45° 左右夹角反复拨动此处。

肩井穴容易形成一个大的结节，而肩井穴本身是一个凹窝状，肩井穴形成的结节就在这个凹窝里，一般用"拿"法松解结节。

肩胛上角容易有渗出物的堆积形成一条斜线（肩胛上角至大椎），肩胛上角至胸1、胸2处形成一条横线条索，此处脊椎很容易有错位，会导致风池处出现放射性疼痛。操作时一般用肘尖向上向外侧拨打。

从肩胛上角或大椎外侧容易形成向前方锁骨连接的条索，形成横向的"拦河大坝"，影响头部气血的升降，对人体的危害比较大，可以横向用手或肘拨动。

3. 背部

一般来讲背部分为两条线，也就是足太阳的内、外线。有些人脊柱的本身问题严重，就需要做督脉（棘突本身）；还有一些人夹脊穴非常严重，有的有症状，有的没有症状，无论是否有症状都需要进行处理。

如果就足太阳内线来讲，比较容易处理，从大椎处用手或肘左右拨动经筋一直向下就行，而实际上渗出物的流出，不一定是直上直下的。人是活的，有各种动作，那么渗出物流出会有不同的方向，横的、竖的、斜的、交叉的、大的、小的、粗的、细的、方的、圆的、多边的，根据不同的形状和方向采取不同的拨法和方向，如"找东西"与"顺藤摸瓜"一样，把所有的问题都能逐渐清理干净。

操作方法有五种：

（1）外线从肩胛上角向外拨动，一直向下。

（2）渗出物把肩胛内缘包裹得比较严密，用第一种方法做不出效果，采取从外向内拨的方法。

（3）渗出物因人体的侧身位，会形成横向的条索，这个时候需要用手或肘上下拨动，尽可能把手或肘尖放在肩胛骨与肋骨的夹角处。

（4）渗出物包着肩胛内缘形成一个斜面，用第一、二种方法效果均不理想，就可以把手或肘尖相对靠近肩胛骨一点向外拨动，称之为"打肩胛骨"。

（5）因为脊椎的严重损伤和渗出物的流出方向不一致，形成双肩胛骨厚度不一，一边的肩胛骨会高高耸起。可以用手拿肩胛下角与肋骨连接处的缝隙，拿完以后可以把手的四指插至肩胛骨与肋骨的中间，上下左右活动，称之为"插肩胛"。

以上几种方法，个别人可能都用得到，大部分人用 1 ～ 3 种方法即可。

第 4 种是紧贴肩胛骨内侧缘，采取拨法做上下拨动，拨动附着在骨缝间的渗出物和经筋粘连，这也是处理肩胛骨问题的重要方法。

内线的调理方法，从大椎处开始，用肘或手左右拨动直至肝俞上下。内外线的调理一般是站在右侧做左侧，站在左侧做右侧，特殊情况下站在当侧操作。督脉和夹脊穴使用同样的方法操作。

整个背部的调理等于是在用手对人体实施麻桂的方法，解决太阳的问题。

手法结束后，要在背部用推法或揉法缓缓收功，告诉对方身体手法结束了。

4.防止手法治疗后头晕的方法

有部分患者，本身头部有问题，因长时间体位改变气血回流不均匀，或者原本头部问题症状不明显，也可能因为手法师初学技术欠纯熟等原因，做完颈肩却没有做头部的情况下，出现头晕现象。

处理方法：留充足的时间做头面部手法，没有充足的时间，可以用点穴方法，快速缓解头晕。

缓解方法具体操作：患者坐位，手法师站立患者背后。

（1）一只手掌放在患者额前发际线处，另一只手握拳状的食指关节近拇指侧面，放到风池穴处，向前向上点压风池穴，点压时间 60 秒以上，做完一侧换另一侧。右侧用右手点压，左侧用左手点压。

（2）拨动两边角孙穴，然后用拇指向中间点压角孙穴。

（3）手法师与患者面对面，一只手放在患者后脑勺，一只手点压攒竹穴，向上、向中间、向后点压攒竹穴 60 秒以上，右边用右手点，左边用左手点。

（4）用同样方法点压鱼腰穴。

（5）左侧用右手，右侧用左手，向后向中间向下，慢慢逐渐点压缺盆穴，看患者是否有阻滞，阻滞在哪里就处理哪里，没有阻滞的话，感觉可以到指尖，有的是麻、有的是热流、有的是胀感。

用上述方法处理完，头疼头晕基本都可以得到缓解或解除。在没有时间做手法的时候，也可以用此方法，解除头疼、头晕问题。头痛者可加拨动痛处手法。

第五节
腰骶部的调理手法

《素问·灵兰秘典论》曰："肾者，作强之官，伎巧出焉。"

《素问·生气通天论》曰："因而强力，肾气乃伤，高骨乃坏。"

《素问·脉要精微论》曰："腰者肾之府，转摇不能，肾将惫矣。膝者筋之府，屈伸不能，行则偻附，筋将惫矣。骨者髓之府，不能久立，行则振掉，骨将惫矣。得强者生，失强则死。"

从以上内容来看，腰部对人体的作用比较大，肾主骨，生髓，又是腰之府，是力量的源泉，人的力量需要通过腰椎来完成。"腰劲"直接决定人体力量的大小。

腰椎也是人体脊柱最容易出问题的部位。腰部手法起始要从胸7以上开始一直往下到达尾椎。

骶部直接影响人体的生殖泌尿问题，多数不孕不育、妇科病都与骶有直接的关系。

腰部调理一定要做下肢，一般上肢、下肢或者背部出现问题都是一侧，另一侧一定也要给予关注，只是在时间分配上有偏差而已。

表14　腰骶部手法

体态形式	患者俯卧位；手法师做对侧，即站在左边做右侧，站在右侧做左侧；特殊情况下做当侧
常见症状	肝、胆、脾（胰腺、血糖）、胃、三焦、肾、大肠、小肠功能问题等。（具体可参考本书第二章第三节"脊柱与疾病的对应关系"）
调理重点	内线、痞根穴（肋骨与腰椎形成的夹角）、下角（骨盆与腰椎形成的夹角）
操作方法	一般用肘拨，不受力者用手拨。一般来讲如果对方先做了颈肩部，接着做腰部，可以不用重复打招呼
参考线路	内线（膀胱经内线和夹脊穴），外线（足太阳膀胱经第二侧线），上角（胸腰结合），下角（腰骶结合），骶部
注意事项	●下角永远是重点；注意链接；做下角时严禁跳跃；手法师腰部尽量靠近床；找到感觉区别骨头与渗出物的差异，腰部和骶部要做到最大幅度的"磕头虫" ●做完骶部要做下肢，最后轻轻推揉背部收功

1.内线（膀胱经内线和夹脊穴）

从胸7开始，用肘或手拨动足太阳内线；肝胆俞的位置一般都比较僵硬，应稍做停留；脾胃问题严重者或胸腰结合有问题者，膝关节有问题者，在此也要多做停留，然后逐渐向下拨动，直至骶部会阳穴。根据"修渠"与"点豆"及链接的原理，腰骶结合要作为重点处理。有一部分人，因运动或劳作扭动伤到腰部，正常活跃的气血容易瞬间滞在腰4、腰5的内线或夹脊穴形成粗细不一的条索，应反复多遍进行相应处理。如果是新的损伤，触碰时手下会有囊感，随着时间延长囊感慢慢变为僵硬的条块感（条索）。

2. 外线（足太阳膀胱经第二侧线）

外线可以从肩胛下角开始，用手和肘拨动经筋，但要注意不要伤到肋骨，然后一直向下。手法行至腰部时要尽可能地把自己的腿靠近床，发挥自己的身高优势，把身体尽可能向床的对侧翻过去，做足太阳的外侧面。此时腰 3 部位容易有渗出物堆积的地方，要作为重点进行处理，有时甚至于用肘倒着拨打，才能做出效果。而后直至腰骶结合，此处一定要多停留。最后从外线沿着骨盆向内向下走，切到内线直至骶部。

3. 上角（胸腰结合）

几乎所有的人，上角都会有气血瘀滞的结节或渗出物。脾胃为后天之本，肾为先天之本，刚好在胸腰结合处，此处脊椎的问题，不但影响先天，还影响后天。从另外一个角度上讲，胸腰结合处的脊椎更容易伤到，大部分人胸腰结合都有弯曲或错位。另外，脾俞与肾俞向外连接痞根穴形成等腰三角形。痞，《说文》：痛也，《说文系传》：病结也，《增韵》：气隔不通，《广韵》：腹内结痛。痞根意味着病结之根本所在，充分说明此处不但对腰部有影响，对腹部的影响，甚至于对整个身体的健康有直接的关系，因此上角是手法中的重点。

操作时用肘向下向外拨打，所形成的角度手臂为肋骨的延长线。有时候感觉肘拨不能到位可换位到当侧，用拇指向上向中间拨动此处。

4. 下角（腰骶结合）

腰椎有问题的人几乎问题都在腰 4（L_4）、腰 5（L_5）、骶 1（S_1），此处没有问题的人非常少，腰部有带脉，带脉除了束缚六经，还有任督冲等脉，腰与骶的气血关系，就像马路交通的十字路口，非常容易造成拥堵。从脊柱与疾病的关系上来看，下角没有那么重要；从生理结构上来讲，下角却非常重要。特别是腰部出现问题渗出物流到骶部，更容易形成腰与骶的脱节感，支撑无力感，腰部疼痛生活受限感，起床直立困难感，下角如果做不到位，会加重这些症状的发生和发展。所以说腰部下角永远是重点。

我常常会问同学们一个问题："正方形的房子有几个角？"答案一般会说四个角，有人会说八个角，我会告诉大家，有很多个角。实际上每一个角是由三个90°角组成，那么八个角有多少个角组成呢？再者每一个角的线与它对侧的面又是一个角，每一个角又多出三个角，八个角又多出多少个角呢？还有一个完整的角是360°，那么每一个90°角的对面都会有一个270°的角，合起来一共是多少个角呢？

之所以要讲这个问题，是因为手法师不但要对时间有感觉，还要对空间有把握。腰部、骨盆和骶的结构比较复杂，凹凸不平，左右、前后、上下形成多个不同的角，并且渗出物会堆积在这些角的里面。手法操作的时候，能否把这些角都关注到，很大程度上决定了手法的效果。

我们把下角简单的总结为一侧四个角。1角为内线与骶的连接处所形成的角；2角为外线与骨盆形成的平面角；3角为2角的外侧，人体的侧面与2角形成的折角处；4角为与3角一个平面的前侧。（图49）

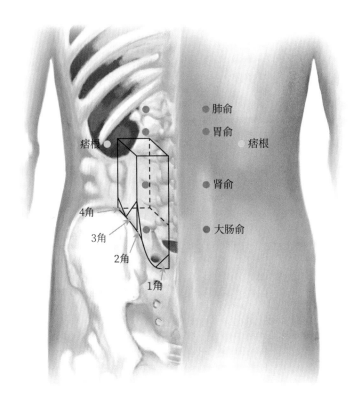

图 49　腰部上角、下角

　　操作时，1 角就是内线从上到下做到与骶连接处时不能跳跃，不能减力，因为这个角不单有平面的角，还有向前深度的一个角，这里也是最容易堆积垃圾的地方，不单要把平面角的角度挖出来，还要把它的深度挖出来。另外，1 角的后外方有髂后上棘的凸起，与 1 角形成更多更广泛的角，要注意关注它不同的面、不同的深度和不同的广度。

　　2 角与 1 角在一个平面，它在腰部靠外侧，腰部出问题以后如果再侧卧，渗出物很容易流在这个位置，形成大的包块，造成气血淤堵，导致站姿无力、屈伸困难、腰部疼痛等。手法操作此角时，一般左腰用左肘，右腰用右肘，肘的位置是骨盆与外线连接处的夹角，小臂为骨盆的延长线向内向下拨打切割，2角操作结束要沿着2角向下向中间回到1角。

3角，有时候2角与3角形成的角不是一个锐角，有可能是一个很大的钝角，形成一个抛物线，2角非常不容易做到位，这个时候就要从3角或4角入手。手法操作时，用肘尖从骨盆的髂嵴上沿的上方，沿着骨盆与肌肉的连接处逐渐向下向中间拨动，直至3角的位置。3角切割清楚了，回到2角，这时候2角就很容易做到位。

4角，腰部外侧不适疼痛时，一定要做3角和4角。4角有问题一般来讲对腹部的影响比较严重。4角一般不会形成一个很清晰的角，基本会是模糊的一块，大部分人腰的外侧没问题，可以忽略此角。

这四个角，有的人需要每个都做到，有的人需要做两个角，但是下角不容易做到位。不管多难，一定要想办法起码做到一个角，那就是1角或者2角。

5. 骶部

骶部是一个手法操作没有线路的部位，因为渗出物从腰部流出时，根据每个人的工作、生活、运动、休息等不同的体态形式，流向不同的方向和位置。如颈肩部和背部一样，它的形态各有不同，厚的地方很厚，甚至于多层叠加。手法要根据渗出物的情况从不同位置，向上下、左右、斜线等多个方向清理"垃圾"。这个时候特别需要感觉，不单要区分出骨头与渗出物的质感差异，还要判断出渗出物的形成时间、钙化程度、流出方向和形状、大小等。

操作方法，必须是拨法，分为手或肘拨。但是这个地方的肌肉比较薄，开始的时候不受力，需要一个循序渐进、逐渐加力的过程，让对方适应手法的操作。所有的手法安全为第一位，疗效为第二位。

为了方便描述，背部的操作方法从颈头开始，经过颈肩、背部、腰部直至骶部，一步一步地从上到下逐步完成。在实际操作中，有时候不一定按照这个顺序，可将病灶的严重性和病症的彰显处放在第一位，其他的可以从上而下顺带而过。不同的人、不同的病症、不同的重点采取不同部位的开始思路和方法。

下肢的足太阳和少阳等经筋的调理，在骶部做完后，开始进行。本书和平日教学时为方便手法练习，单独把下肢的练习放在了前面。而正常的调理顺序是做完骶部做下肢，最后轻轻推揉背部收功。

第六节
胸腹部的调理手法

背为督、为阳，腹为任、为阴。《素问·阴阳应象大论》曰："阳化气，阴成形。"腹部为阴位，有化物的作用，也有成物的作用，也容易因受寒、情绪积累、饮食结构及脊柱等问题使气滞血瘀，积聚成形，腑气不通，脏气不藏，进而有碍气血运行。

腹部调理可以直接作用到内脏，任何由浊气不降导致的症状，包括血压异常、失眠、情志问题等，可重点处理腹部。情况严重的，因腰椎出现问题会对腹部的影响比较大，容易引起腹部的痞块、气滞血瘀的结节、腹部的痉挛、内脏的功能性障碍等问题，则可以考虑处理背面腰部上角（胸腰结合）进行配合治疗。

需要说明的是教科书上一般说椎间盘向前突出或脱出，因为脊椎前面没有神经，因此在临床上没有诊断意义。但是在手法操作和中医上来看，脊椎前方没有神经，但是有经络，有脏器，有气血运行。突出或脱出的异物对内脏功能及经络气血都会有或多或少的影响，因此我们认为椎间盘向前突出或脱出是具有临床意义的。

腹部的手法感觉和其他部位都不同。很多人在被做腹部手法的过程中，不但是被做的那一处痛，还有一种触动一点而牵动全身的感觉，整个胸腹部会非常痛苦，甚至于无法吸气。因此一定要从对方的肢体语言、面部表情上观察手法力度是否需要调整和改变。为了避免这种情况的发生，可以从下往上做，特别是无法吸气的，必须要注意这一点。另需注意的是，做胸腹部必须做下肢的阳明和太阴经筋。

表15 腹部手法

体态形式	患者仰卧位
常见症状	消化不良、食欲不佳、腹胀、经常性腹痛、宫寒、经血排出不畅、便秘、肠痉挛、胃痉挛、胃炎等。（具体可参考本书第二章第三节"脊柱与疾病的对应关系"）
调理重点	上脘、神阙周围、承满、梁门、滑肉门、归来、中极
操作方法	压点法；拇指或四指拨法；拿法；揉脐法
参考线路	●腹部：五条线，依次分别为少阳外线（包括厥阴、太阴）左右各一条；任脉线中间一条（包括少阴）；任脉与少阳之间的阳明线左右各一条 ●足阳明下肢：起于腹股沟，沿阳明向下，过伏兔、梁丘、血海，至膝关节，再向下沿着胫骨与腓骨缝隙，至脚踝，处理解溪后至脚尖 ●足太阴下肢：起于腹股沟，行至膝关节阴陵泉、厥阴经曲泉和膝关、少阴经的阴谷处会形成大的结节可以用拿法帮助缓解，再下行到三阴交处作为重点关照，直至脚尖
注意事项	不要碰到骨头；禁止用肘；注意尴尬部位；手法一定要慢

1.胸部的手法

胸部有问题，如有感冒、发烧、乳腺增生等有专门的章节进行介绍。胸部疼痛、两胁不适可以在问题处用拨法进行缓解。中间任脉可以用拇指拨法从天突穴开始直至鸠尾。

2.腹部手法

操作线路有五条线：一为外线少阳线（包括厥阴、太阴）左右各一条；二为中间一条线任脉（包括少阴）；三为任脉与少阳之间的阳明线左右各一条。

开始先用拿法或拇指拨法拨、拿少阳，作用于十二肋下至骨盆。有时候可以用拿法，一定要有拿到"核"的感觉，还要注意到距离肋骨还有保持一寸的距离，以免碰到骨头，引起疼痛。从下到上，从上到下做均可。做完一边换另一边。

腹部绝大部分问题都在阳明，做阳明线时，从耻骨上方归来穴的上下，向后向下用四指点压，时间越长越好，直至感觉到下方结节的消融，顺着阳明线路向上移动，再次点压，直至承满；点承满时可以中间向下避开肋骨，用四指向外向上插入肋骨下，时间也是越长越好。做完一条线换另外一条。

任脉要从曲骨或中极开始向上逐渐进行，每一个点用四指点压，直至结节消融或手的最久的持续力结束。然后往上移动，最重要的点就是肚脐周围，因为任脉有时候会和少阴经筋结在一起，一定要重点关注。如果四指疲劳了，可以用拇指压拨任脉至上脘，点压上脘人会吸气困难，一定要由轻到重，逐渐缓慢加力，以对方的适应度为准。拨法节律一定要尽可能地缓慢，不拘泥于 3 秒。腹部手法是全身节律最慢的手法。

最后可以用劳宫对准肚脐缓慢按揉脐中，根据患者性别，男左手，女右手，男顺时针，女逆时针，旋转揉脐 36 圈。肚脐这个部位非常重要，在穴位上这里称为"神阙"，《说文解字》称帝王所居住之处为"阙"。肚脐先天与母体相连，后面又对应着命门，前后呼应所形成的位置又是道家养生所重视的部位。如宋代张紫阳《悟真篇》所言："劝君穷取生身处，返本还源是药王。"保护好肚脐，养好神阙，对我们的身体和健康都有着非常重要的意义。

揉脐结束后，点压肓俞穴。双手与人体垂直，四指并拢，小指放在髂嵴上缘把手打开，拇指向中间对齐，两拇指间的距离为肚脐的大小，而拇指所对应的位置就是肓俞，向后慢慢点压 30 秒以上。手法效果好或身体健康者，会有热流涌动全身，有"引阳化阴"的作用。身体有问题者，身体只有部分发热。

点肓俞穴时，如果双手感觉一边有脉动，一边没有，应该是腹主动脉出现了偏移，手法师站在被弯曲一侧，拇指放在动脉的外侧，用虎口卡住动脉，向中间推移，会感受到动脉的移动，然后再点肓俞穴。如果过了一段时间再次点肓俞穴，动脉还是向同样一侧偏移，则说明患者的脊柱是侧弯的，需要做脊柱矫正。

3. 兼顾足阳明与足太阴下肢部分

做完腹部，一定要做足阳明，重点在腹股沟、伏兔、梁丘、血海、膝关节本身、胫骨与腓骨缝隙、解溪处等。

足阳明的手法从腹股沟开始。阳明有问题者腹股沟会有很多的大小结节，并且很痛，要用很轻柔的手法慢慢拨动。

拨到伏兔要多停留一会儿，这里是比较大的结节处，就像修渠挖到了大石头，要用碎石法、爆破法、清理法等多种方法解决这个问题。有时候拨动感觉困难时，可用小臂滚拨法，拨动比较大的结节。

接着往下到梁丘处，一般来讲，大部分人梁丘和血海之间会形成一个横向的条索，阻滞阳明与太阴气血上下流动，导致膝关节怕冷、无力等。可以采取上下拨动，打开条索，缓解症状。

膝关节的问题多种多样，如果只是疼痛无力，通过以上方法，问题基本会得到解决。如果有滑囊炎、滑囊积水肯定会有渗出物，就要用手或肘多方向、多角度地寻找渗出物痕迹，进行清理。有时候渗出物较多，导致髌骨不能活动或活动受限，可用双手拿着髌骨进行上下、左右的活动，帮助髌骨恢复其功能。前面讲过，膝关节问题就是胸腰结合处有问题，也是脾胃有问题。如果膝关节问题严重，一定要同时在背部做手法。

腓骨与胫骨中间，应该呈现一种凹陷的沟状，阳明有问题的人，不单不凹陷，反而呈凸起状，并且触碰很疼，可以用拨法反复进行拨打，直至恢复常态。

腰骶有问题，很容易损伤踝关节，解溪处就会有较多的渗出物，应给予较多的关注，直至脚尖。

阳明结束以后，要关注到足太阴，很多人腿部容易肿胀、脾胃不和、消化不好等可以用手轻柔地拨动足太阴。《素问·至真要大论》曰："诸湿肿满，皆属于脾。"

足太阴行至膝关节的阴陵泉、厥阴经的曲泉和膝关、少阴经的阴谷处会形成大的结节，可以用拿法帮助缓解。一直往下到三阴交处作为重点关照，直至脚尖。

4. 收功

最后，点压冲门穴（内侧靠近气冲穴）。双手四指并拢，双手中指分别搭在髂嵴上缘，拇指与食指尽可能地分开，放在腹股沟上，这个点为冲门，点压 30 秒以上。手法效果好者或身体健康者，双手放开热流会直至脚尖。身体不好，阻滞热流处，就是身体问题所在处。

以上点冲门、肓俞、缺盆、殷门不但可以检验手法的效果和手法的好坏，还可以让患者感觉到疗效和身体的改变情况，建立战胜疾病的信心。

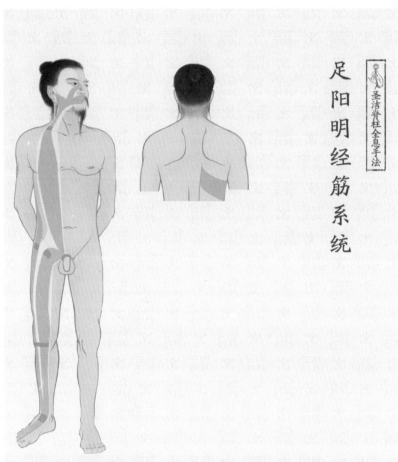

足阳明经筋系统

圣洁脊柱全息手法

　　足阳明之筋，起于中三指，结于跗上，邪外上加于辅骨，上结于膝外廉，直上结于髀枢，上循胁，属脊；其直者，上循骭，结于膝；其支者，结于外辅骨，合少阳；其直者，上循伏兔，上结于髀，聚于阴器，上腹而布，至缺盆而结，上颈，上挟口，合于頄，下结于鼻，上合于太阳，太阳为目之网，阳明为目下网；其支者，从颊结于耳前。其病足中指支胫转筋，脚跳坚，伏兔转筋，髀前肿，㿉疝，腹筋急，引缺盆及颊，卒口僻，急者目不合，热则筋纵，目不开。颊筋有寒，则急引颊移口；有热则筋弛纵缓不胜收，故僻。治之以马膏，膏其急者，以白酒和桂以涂。其缓者以桑钩钩之，即以生桑炭置之坎中，高下以坐等，以膏熨急颊，且饮美酒，啖美炙肉，不饮酒者自强也，为之三拊而已。治在燔针劫刺，以知为数，以痛为腧，名曰季春痹也。

绘制　郭　永　雷浩佳

图 50　足阳明经筋系统

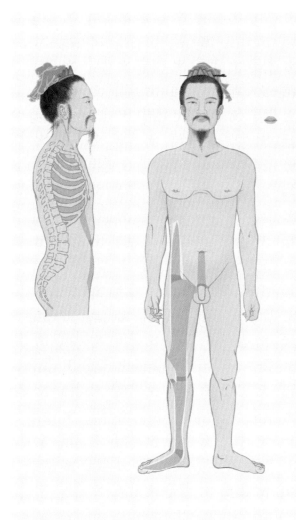

足太阴之筋，起于大指之端内侧，上结于内踝；其直者，络于膝内辅骨，上循阴股，结于髀，聚于阴器，上腹，结于脐，循腹里，结于肋，散于胸中；其内者，着于脊。其病足大指支内踝痛，转筋痛，膝内辅骨痛，阴股引髀而痛，阴器纽痛，下引脐，两胁痛，引膺中脊内痛。治在燔针劫刺，以知为数，以痛为腧，命曰孟秋痹也。

绘制 郝 永 雷浩佳

图 51 足太阴经筋系统

第七节
头面部的调理方法

　　几乎所有的推拿按摩教程都是从"头部"开始，但通过临床实践经验来看，头部和身体是一个整体，先做头部，再做其他的部位，会使肢体的气血非常旺盛，而头部的气血供养不足，导致手法结束后，头部更加不适。

　　因此脊柱全息手法把头面部放在最后一步操作，避免出现上述情况的发生，以免给对方造成心理或身体上的伤害。

表16　头面部手法

体态形式	患者仰卧位；若头后部不适，亦可在俯卧位操作
常见症状	头疼，头晕，脑神经痉挛，头部、面部及五官的各种不适。脑部肿瘤不在此列。（具体参照第二章第三节"脊柱与疾病的对应关系"）
调理重点	头部痉挛处、颈头结合、角孙穴、攒竹、四神聪，五官问题则处理五官周围穴位和结节条索
操作方法	手指点按法；拇指拨法；对挤法；拿法

续表

参考线路	●头面部线路分为"三个圆",以"开天门"入手与患者"打招呼" ○第一个圆:手指依次点按印堂、攒竹、鱼腰、丝竹空和瞳子髎、承泣和四白,点睛明,最后"抹双柳" ○第二个圆:拿三阳(足太阳、足少阳、手少阳)后,参考本章第四节以颈部调理手法处理颈头结合部位,再依次点按大迎、承浆和廉泉、地仓、颊车、颧髎、巨髎、迎香、上迎香,最后双手中指分别放在鼻子双侧向上拉动至攒竹 ○第三个圆:可以"抹双柳"为起始,再分别以手拨法,从印堂到上星、攒竹到眉冲、阳白到本神和头临泣,接着将头部稍偏向一侧,拨三阳、搓耳、揉耳,依次点按耳门、听宫、听会、上关和下关,再做另一侧,完成后双手揉拿拳头,最后点百会
注意事项	●头部所有穴位点穴时间要保持3~5秒,具体的点按方向和方法详见后文 ●穴位点压到位都应该有酸、麻、胀、痛、窜等感觉 ●本手法点穴的多数穴位和针灸标准穴位的定位有所偏差 ●双手非必要不得触碰对方面部、遮盖耳朵 ●手拨时不要蹭头皮,避免指甲掐到对方 ●不要拉扯头发

1. 第一个圆步骤

(1)点印堂:单手中指点印堂,此"印堂"在印堂穴下方山根处,拇指同时放在发际线上,用对合的力量向后向上点压。

(2)点攒竹:此"攒竹"在攒竹穴下方眉骨缝处,用手仔细探寻,眉骨缝处上有一个缺口,双手拇指向上、向内、向后方点压双攒竹。

(3)点鱼腰:此"鱼腰"在鱼腰穴下方眉骨缝处,眉骨缝处上有一个缺口，双手拇指向上、向后点压双鱼腰。

（4）点丝竹空和瞳子髎：双手食指分别置于两眉间凹陷处，双手中指分别置于双外眼角外凹陷处，四指同时向中间点压。

（5）点承泣和四白：双手拇指点压在眼球与眶下缘骨缝缺口处，向下、向后点压双承泣穴，同时双食指与双拇指分别放在一起，食指向后方点压双四白穴。

（6）点睛明：双手掌心相对相扣，双手中指分别放在两眼目内眦外方向中间、向后用力点压双睛明。效果好者，双眼流泪。

（7）抹双柳：回归到攒竹完成第一个圆，双手的拇指与食指对合，分别捏、提、拿、揉、拨双眉，从眉头到眉尾，一遍一遍用以上复合手法做眉毛。如果眉头和眉毛有隆起，可以用拨法慢慢拨动结节，使隆起慢慢消融。此手法对于前额头痛、眼睛不适、前额眩晕均有好的疗效。

2. 第二个圆步骤

（1）拿三阳（足太阳、足少阳、手少阳）：双手分别置于头部的两边，各指腹紧贴头皮，分别向中间、向下按、揉、点压头部，并且感受手下的感觉，一个点一个点地向头的上方、后方移动，直到颈头结合，形成半个圆（这个过程一方面给予头部一定的调理，另一方面作为检查头部是否有条索结节，给下面的调理做准备）。颈头结合对头部影响非常大，特别是没有做颈肩的，此处更要作为重点。

（2）颈头结合：这一点可以参照本章第四节颈头结合及颈部调理手法。

（3）点大迎：此穴在下颌骨下方骨缝处的缺口处（接近标准定位的大迎穴），双手中指分别向上、向前点压。

（4）点承浆和廉泉：用单手拇指和食指（中指）对点承浆和廉泉。

（5）点地仓：双手中指分别向后、向中间点压。

（6）点颊车：双手中指分别向外、向下、向中间点压（一定是骨缝处）。

（7）点颧髎：双手中指分别向上、向外、往后点压（一定是骨缝处）。

（8）点巨髎：双手中指分别向后、向上点压（一定是骨缝处）。

（9）点迎香：双手中指分别向中间、向下、向后点压（不能压碰鼻翼、鼻孔）。

（10）点上迎香：上迎香在面部当鼻翼软骨与鼻甲的交界处，近鼻唇沟上端，双手中指分别向后、向外点压。

（11）双手中指分别放在鼻子双侧向上拉动至攒竹，完成第二个圆。

3. 第三个圆步骤

（1）抹双柳：可以从抹双柳开始到眉梢。

（2）拨动额头：拨动印堂到上星、攒竹到眉冲、阳白到本神和头临泣。

（3）把对方的头稍稍侧向一方，单手循经拨动三阳经筋。角孙处是一般人头部条索较多的地方，作为偏头痛处理的重点。把在第二个圆探寻过程中发现有结节条索的位置作为重点，反复拨动。大的结节不好拨动可以使用对挤法。

特别是脑神经痉挛，痉挛疼痛感在大脑里面，疼痛所对应的头部表面，基本上都有大的结节，处理完结节，脑神经痉挛症状就可减除。病在内，治在外。

（4）搓双耳：食指和中指做剪刀状分别放在耳前、耳后上下搓动，避免手指堵住对方耳洞。

（5）食指跪屈放在耳后，拇指指腹和食指弯曲关节压拨整个耳朵，耳朵所有的位置和穴位都要做到，最后向下拉动耳垂。

（6）点耳门：用中指指腹向中间、向下点压。

（7）点听宫：用中指指腹向中间点压，避免手指遮挡耳洞。

（8）点听会：用中指指腹向上、向中间点压。

（9）点上关：用中指指腹向下、向中间点压。

（10）点下关：用中指指腹向上、向中间点压。

（11）以上第三个圆等于是围绕着耳朵做了一个圆。做好了一侧，把对方头偏向另一侧，做另外一边。

（12）两侧做好以后，双手五指分开，用十指指腹分别点按揉整个头部。

（13）最后，双手其他四指分别自然放置于头部两侧，双手拇指重叠置于百会，向下点、压、颤百会。效果好的气血可以直达脚下。

第七章

常见病的认识及
手法治疗

此章所罗列的一些疾病，都是按现代医学的病名称谓。脊柱全息手法用自己独到的世界观和方法论，从不同的角度来看待人体和疾病。有了这些看法和认识，在处理和解决这些问题的时候，会有意想不到的效果。因此拿出来分享给大家，希望起到抛砖引玉的作用。

第一节
颈椎类

一、眼部问题

眼部问题包括畏光、飞蚊症、视力急剧下降、色感差、视物不清等，均由颈椎问题引起。调理方法可参照头部手法的第一个圆。

除此之外，还可以用自己的小指指腹，经过攒竹穴附近的眼眶下方，放进眼眶内，紧贴眼眶拨动上面粘连的条索。开始是非常痛，可轻缓进行，逐渐适应后可加大力度。为了对比效果，可以先做比较严重的那只眼睛，做完后对比一下两只眼睛感受上的区别。

二、咽炎、扁桃体炎

扁桃体像人的皮肤一样，是人体免疫的第一道防线。

从饮食上来讲，现在多数人喜欢生冷。寒极生热，热气上循导致咽喉部的不适或者疼痛。

从服饰上来讲，现代人的着装不像古代人有立领护着颈项，特别是夏天，人们穿着低胸衣服，开着空调，并且温度调得非常低，整个颈项长期暴露在低温之中，导致咽喉部形成结节，直接影响咽喉部扁桃体等组织器官的生理功能。

病在内，治在外。可用拇指、食指、中指拿、捏咽喉部疼痛点的外部对应位置，找到结节条索，实施治疗。只要找到对应点，一旦结节打开，无论是疼痛、上火、嗓子痒、异物感，都可立即缓解。做完后可把阳明经稍做处理，效果更好。

三、打鼾、气管风鸣

打鼾意味着气管的气血不够通畅，严重时会导致窒息，会危及人的生命健康。多数打鼾的人，脖子都非常粗大，个别看起来脖子粗细比较正常的，往往上面上也分布着很多条索。

实施手法时，要从下颌骨处开始把所有的结节条索逐步打开，直至颈肩结合处，包括食管和气管的正前方。患者能直接感觉到不适处应作为重点关照部位，直至把颈部修复到较正常为止。有条件者应治疗颈椎，并注意做好颈部的保暖。

第二节
胸椎类

一、感冒发烧

肺为娇脏，主皮毛，主制节，司呼吸。邪气客于皮肤，肺部功能下降，经络阻滞，均容易导致感冒、发烧。

随着现代医学的发展和普及，很多小朋友只要发烧就会被家长送去打点滴，初期相隔时间较长，治疗的次数越多，间隔的时间越短，直至频繁感冒发烧。严重者扎上针退烧，拔下针复烧，甚至因高烧不退而昏迷。这种情况就可以从太阴经入手。

从肱骨上端至乳头是手太阴经筋所循行之处，容易感冒发烧、肺部有问题（肺积水、肺炎、肺气肿等）者，此处的经筋非常僵硬，有的形成粗大的条索（肺部问题越大则条索越严重）。故感冒发烧的处理方法，可从此处入手：手的四指并拢与拇指开合，分别拿起一条条粗大的条索，或进行揉捏（不是掐），直至条索柔软或变小。一只手累了可以换另一只手做，在条件允许的情况下，患者两侧都要处理。

另一个需重点处理的位置在中府、云门处，操作方法同上，随后沿着手太阴经筋把整个上肢疏通一下，有条件的可以把背部足太阳打理一下，效果更好。

每一次用拿法需尽可能延长拿捏时间，效果才好。疗效好的，几分钟内便可退烧，见效慢的，一个小时基本可以康复，对于经常打点滴的人效果尤为突出。

此手法不只局限于外感引起的发烧，对于肺经郁闭引起的相关病症皆有疗效。

二、副乳

副乳就是一个大的结节，有的人生于极泉处，有的人长在乳房的外侧。它形成的原因是相对应的胸椎出现了问题，气血的运行受到了影响，气滞血瘀而形成了包块。

处理方法和处理感冒发烧相似。基本上用拿法，把大的包块拿小，直至消融。见效快的两三次，慢的一般不会超过一个月。

三、乳腺增生、乳腺囊肿

乳腺增生、乳腺囊肿形成的原因和副乳相同，其处理方法也和副乳的治疗方法一样，只是增生的大小没有副乳的明显。手法操作时要有良好的手感找到增生处，逐渐用拿法拿开。

乳腺囊肿的治疗方法和乳腺增生相同，一般来讲效果没有乳腺增生快，需要更多耐心。感受囊肿与增生的不同，并且更加平静地感受和体会囊肿内部细微的变化。以一种积极的心态应对问题所在之处，有时候就突然柳暗花明了。

第三节
腰椎类

一、生理曲度消失

有很多人腰痛，找不到原因，最后医生诊断可能是肌肉劳损或生理曲度消失、直板腰。直板腰和生理曲度消失很多时候是先天性的，如果是此因素导致的疼痛，不应该仅发生在成年以后，而应是从出生起就疼痛。

人体的经脉气血大部分是上下运行的，以此运行路径而言，如果人体脊柱双 S 曲线没有影响气血运行，那么当曲线变成直线（曲度消失）的时候，无论是从理论还是从自然现象上都不应该影响人体气血的正常运行。就如汽车能够在起伏不平的道路上行驶，也一定能在平坦道路上行驶；水流能在起伏不平的河床内流淌，肯定也能在平坦的河床内奔腾不息。当然，如果脊椎出现异常的前凸后凸就会对人体气血运行造成影响，就像汽车行驶到台阶处或者凹陷处。除了前凸后凸以外，影响气血运行的是脊柱的左右侧弯和错位，就像汽车转向或在弯曲的道路行驶速度缓慢一样。

实际上大部分腰部疼痛的人，脊柱都有侧弯或错位，只是角度的大小不同。很多医院脊椎错位 3mm 以下不做诊断，脊椎侧弯 20°以内不做诊断和治疗。但在实际情况中，人的真实体感和其脊柱的侧弯、错位度数的关系，是因人而异的。有的人错位 3mm、侧弯 18°身体没有任何不适；但同样的度数在另一个人身上所造成的不适感，就已经到了其身体忍受的极限。所以不能仅仅根据错位的距离或弯曲度数的大小，来判断是否给予诊断和治疗，而应该根据每个人身体的感知来决定是否需要诊断和治疗。

事实上解决了脊椎轻度侧弯和错位问题后，患者就不再有疼痛或不适症状。颈椎也是同样的道理。当然如果肌肉真的有劳损，就要把肌肉劳损处松解开。

二、腰椎间盘突出

但凡椎间盘突出的患者，所突出的椎间盘上椎或下椎，甚至上两椎和下两椎都会有错位或侧弯现象。

比如说 $L_{4\sim5}$ 椎间盘突出，是指腰椎的第 4 椎和第 5 椎之间的椎间盘突出椎体之外。椎间盘膨出、脱出同理，只是程度不同。在用脊柱全息手法检查脊柱时，一般都会发现腰 4 和腰 5 出现折角状错位，或者是腰 4、腰 5 椎体出现卧倒状错位，或者是两个椎体呈现前凸或后凸状错位。

以此来看，椎间盘突出就是脊椎错位引起的。在实际临床中，很多患者在进行脊椎矫正处理完错位后，去复查椎间盘突出情况，报告结果显示好转或正常。

三、椎间隙变窄

一般人都会说，人到了一定的年龄，身高会越来越矮。脊柱全息手法认为，人看起来"变矮"了，是因为脊柱侧弯了和椎间隙变窄了。比如一个 80 厘米高的脊柱，其侧弯的度数决定了它两端直线距离的长短，弯曲度数越大，脊柱两头直线距离就越短。而椎间隙变窄，是因为椎间盘里面的髓核流出（渗出物）而缩小了椎间盘的体积。流出来的髓核越多，椎间盘体积越小，那么椎间隙就会越来越窄，变窄以后椎间盘高度远远低于正常椎间盘的高度（一般椎间隙变窄的位置都会伴有脊椎错位或脊柱弯曲），不但会导致身高的改变，对人体的健康也会造成一定的伤害。变窄椎间盘的个数越多，脊柱整体的高度越小，对人体的影响就越大。

针对上述两种情况，脊柱侧弯者，矫正后大部分可以恢复正常；但椎间隙变窄的成年人是不能恢复到正常状态的，因为成年人椎间盘内的髓核再生能力已经弱了。如果能够在青少年时期以前把脊柱问题解决，椎间盘内的髓核可以重新生长充盈椎间盘，就可避免椎间隙变窄的情况持续发生。

四、椎管狭窄

有人问："你怎么治疗的椎管狭窄，你能把手伸进椎管里吗？"答曰："不能"。问："那你怎么能治得了椎管狭窄？"

实际上，我们被"椎管狭窄"这病名所束缚住了。大家可以想象一下，两节由椎间盘连在一起的脊椎，旋转、错位以后，两节脊椎里面的椎管空心面积不再完全重合，脊髓、气血的通路自然就"狭窄"了。我们只需要把弯曲或错位的脊椎矫正过来，狭窄的椎管就恢复了正常，并不需要把手伸进椎管里。

五、膝关节问题

绝大部分膝关节问题，皆由胸腰结合处脊椎问题所引起，这一点已在第三章"脊柱病的分类"里说明。此处脊椎出问题时，除了直接影响脾胃功能外，脾胃脏腑所属的经络气血运行也会受阻，无法有效濡养它所经过的关节部位，导致膝关节出现各类症状。

病史较短的，单一处理胸腰结合处脊椎问题后，膝关节症状会立马得到改善。病史较长者，不但要处理胸腰结合，还要处理相对应的阳明、太阴经筋，以及膝关节本身。像滑囊炎、滑囊积液这类病症，需要较长的时间来处理，有条件的可以自己用手法配合艾灸、盐包热敷膝关节。

六、儿童生长痛

儿童生长痛绝大部分都是因为脊椎错位所引起的。脊椎问题解决了，儿童生长痛就随之解决了，无论是肢体的还是内脏的疼痛都是如此。

第四节
肛肠类

　　肛肠类问题常见的有痔疮、疝气、脱肛及肛门出血等。除了气血两亏外，直接造成这些症状的原因，是腰骶结合和骶椎出了问题。如果能得到及时的矫正，这些问题都能够得到解决。

　　除脊柱矫正外，患者可以在每天晚上清洗完病症部位后，用自己的中指和食指围绕肛门周围的肌肉，寻找痛点或僵硬处进行点压，重点是会阴穴周围。症状轻者可快速使脱肛缩回、止住出血；症状严重者会感到肛扩肌和直肠非常硬，特别是直肠，硬得像失去弹性的管状物，此时可以在肛门外侧的周围向中间拨动失去弹性的"管状物"，使直肠恢复弹性，恢复正常功能。

　　需要注意的是禁止手指插入肛门。

第八章

脊柱病的日常预防

《素问·阴阳应象大论》曰："故邪风之至，疾如风雨，故善治者治皮毛，其次治肌肤，其次治筋脉，其次治六腑，其次治五脏。治五脏者，半死半生也。"《素问·四气调神大论》曰："圣人不治已病治未病，不治已乱治未乱。"由此可见预防比治疗更重要。

脊柱问题常见且多发，对人体的健康影响又非常大。如果我们能够及早预防脊柱病的发生，及时纠正脊柱的问题，从医学角度而言于人类是极大的福祉，能够在降低人体所受伤害的同时，在公共和家庭层面都能节省大量医疗资源。故脊柱问题应该得到所有人的关注。

会针灸的人外出忘记带针，会开方的人无处抓药，都会陷入巧妇难为无米之炊的窘境，不能当下帮助患者解决问题。但手法不会出现这种问题，只要"带着"一双手，检查和治疗设备自相常伴，并且绿色环保。

健康在自己的手中，手可以帮助到自己，更可以帮助到别人。往往这样一个积极的观念可能会影响一代人。更重要的是，通过对手法和脊柱的认识，把脊柱病的预防提上日程，从而避免较轻的脊柱问题发展成不可挽回的后果。

预防脊柱病，应从我做起，更应从小朋友抓起！小朋友的脊柱非常稚嫩，很容易受到伤害。特别是婴幼儿，可能在出生过程中遇到生产不利或难产，脊柱就受到了损伤。因此家长在育儿阶段务必格外注意保护孩子的脊柱，例如怀抱小孩的时候，不要竖着抱，最好是双手横向托抱，尽量维护住脊柱的正常状态。此外，不要刻意让婴幼儿学坐学站学走，尽可能循序渐进，让孩子按自己的意识去坐去站去走。当小朋友行走自如的时候，要刻意地、反复地提醒不要做对脊柱有损伤的各种动作或游戏。

《弟子规》中有"勿践阈，勿跛倚，勿箕踞，勿摇髀"的古训，意思是不要踩门槛，不要歪着靠墙，不要张开两腿坐着，不要摇晃腿。还有古人常云要"正襟危坐"，要"站如松，坐如钟，行如风，卧如弓"。

有西医运动研究分析脊柱椎间盘在人体处于不同姿势下的受压情况，结果显示，若以正直站立为基准值100%，则平卧为25%，侧卧为50%，直坐为141%，而前倾坐为275%，如果前倾加旋转则为400%。脊柱在承压较高的情况下，再加上躯干的扭转、弯曲动作，就很容易导致脊柱弯曲、错位，小孩的扑、跌、摔、打等动作就是典型。所以，脊柱健康一定要从孩子抓起，否则成年以后治疗非常困难。

要从肢体动作上预防脊柱病，还得从行、站、坐、卧谈起。

一、行

分为行走和行动。一般行走对脊柱的影响不大，除非行走过程中有跳动，会对椎间盘产生较大压力。

从解剖学上讲，一个新鲜的人体椎间盘，可承受其本人体重的6倍的竖直压力而不出现破损。但是当坐姿、站姿扭转转脊柱17°，或者是撞击脊柱，椎间盘瞬间就会破裂。

很多生活常用动作对人体脊柱影响很大。比如单手侧伸勉强去够东西；比如用头和肩夹着手机打电话；搬东西的时候，没有蹲下去，而是直接弯着腰去搬，甚至因怕把衣服弄脏，让物体离身体较远；另外也包括腾挪重物时脚不动，而是转动脊背把重物从一边搬向另一边；又比如年轻人自恃力壮单手提重物；而在体育活动中跳高、跳远如果双脚未能同时着地，也会对脊柱造成伤害。

早些年，很多小朋友都做过一种游戏叫"斗鸡"，就是双手拿住自己一只脚的脚踝，单脚跳动，用自己的膝盖顶撞对方的膝盖，看谁能把对方撞倒。这个游戏的动作对脊柱和骨盆的影响都非常大。

二、站

古人讲"站有站相"。现在还有多少人可以像军人拔军姿一样站立？懒散、松散、倚靠的站立成了常态，这对脊柱的健康也是不利的。

乘坐公交车或者乘地铁时，上面有拉环，不要一个手在下，一个手在上拉，要双手拉。另外车辆行驶过程中最好要面对正前方，一般人都是面对车窗，万一遇到来个急刹车，躯干随惯性甩动，有可能就把脊柱甩出问题来了。

三、坐

随着物质条件的丰裕，沙发成了家家必备之物。有些人追求沙发越软越好，坐在这样的沙发中，慵懒得连动一动的力气都不愿使，就是想坐好都不可能。建议爱惜脊柱的人买支撑较稳定的沙发。另外在坐姿中尽可能不要单肘支撑躯干或斜靠坐立，更不要跷"二郎腿"。

在坐姿中伤害脊柱的常见动作还包括：开会或上课的过程中，旋转身体与后排人说话；汽车司机坐在驾驶位置，为坐进副驾位的人开车门；还有像轿车跑车一类车门比较矮的车，上车时侧弯身体……此外，在出差过程中坐车或飞机，不能在躯干直立的情况下睡觉，因为睡着后头部歪斜会伤到颈椎，至少确保可以半卧才能睡觉。

四、卧

首先上床姿势有讲究。无论平卧还是侧卧，上床时必须背对床坐好，然后双脚同时抬到床上，平卧躺好，需要侧卧整体翻身。

在脊柱没有问题的前提下，侧卧是不会有问题的。但不得半侧卧看电视。

有很多的患者都是在上床或下床的一刹那出现问题，从此行动受限，生活不能自理。为避免这种情况，需要注意的禁忌还包括：

不可单手一侧撑床直接侧卧；起床时无论平卧还是侧卧，都必须正卧坐起，双脚同时下床；严禁侧卧位起床时，单手侧向撑床坐起。

我们要养成良好的生活习惯：行轻健，站直立，坐挺拔，卧平整，搬勿扭，提双侧，拿面对，重蹲下，勿蛮力。避免以下不良的生活习惯：站倚靠，行不正，坐歪斜，卧半斜，搬努力，拿单提。归纳起来就是十个字：头正，身直，足安，均衡用力。

当今社会，要开放自由，要无拘无束。很多人认为祖先的要求都是无所谓、可有可无的，而不知前人煞费苦心所总结经验背后的道理。大家可以观想一下，一个含胸拔背正襟危坐的人，和一个翘着二郎腿歪斜散漫的人对比，谁的筋骨更端正自然、气血运行更加通畅，谁的气质更好一些？同等条件下，谁更易使人信服、具有影响力和说服力？很多人对于以上所讲的注意事项都不以为然，甚至觉得是危言耸听。但随着社会对脊柱问题的关注度提高，发现很多人的脊柱病就是这样造成的。

人是活的，要生存，要工作，肯定要不停地活动。但是无论怎么活动，一定要时刻记得脊柱是一个直立的整体。无论做什么动作时，尽可能地保持脊柱的中正平和。拥有一个好的脊柱，就拥有一个好的身体，而拥有一个好的身体才能拥有一个健康长寿的人生。健康就在自己日常生活的一举一动当中。

第九章

圣洁心语

第一节
经验的两面性及所知障

现代社会对中医有一个普遍的认知，认为中医是"越老越值钱"，因为经验丰富嘛。其实在任何行业都是如此，经验往往决定了一个人在这一领域知识储备的量，以及在做相关操作时的熟练程度，另外也关系到其处理事务时的心态与自信心。

但任何事物都有两面性，经验也不例外。有一个比较专业一点的词汇叫"经验主义"，在哲学里它是和"理性主义"相对的。经验主义认为一切知识来源于我们的感官经验，并且这些知识是可以通过经验去进一步验证的。很多时候可能确实如此，在古代人类可没有什么"科学"，大部分的智慧与知识都是通过一代又一代人的摸索、总结，再口口相传流传下来的，可以说这是人类文明建立的基石。但是随着科学的发展，科学家渐渐发现很多事物内在或者外在的特征与规律，可能并不像人们通常想象的那个样子，可能还截然相反，于是才有了对理性思考的追求，要从原理上去理解事物变化的规律和本质，于是才有了对经验的怀疑。

撇开这些抽象的学术概念不谈，其实我们每个人的生活都是不断地在跟经验打交道的。比如我家孙子特别喜欢吃煮鸡蛋，小的时候他还不知道什么叫作烫，通常都是见到煮好的鸡蛋伸手就去抓，你跟他说鸡蛋烫手他根本不会搭理你，直到他手指真的碰到热鸡蛋，真的被烫了一下，这么手往回一缩，从此知道了刚煮熟的鸡蛋是烫的。

我们可以这么说，在日常生活中经验大部分时候都是有效的，但如果运用不得当，会起到适得其反的效果。刚才讲到科学发展到后来开始对经验进行质疑，但是经验恰恰是科学中常常用到的，那就是我们所说的科学试验。大家都知道，一个药物从研发到上市，当中需要经过一个非常重要的步骤就是临床试验，通过归纳总结大量被试验人的临床反应，来判断这款药是否安全、是否确实有效。在 20 世纪 50 年代德国曾推出过一款名为"反应停"的药，主要用于缓解孕妇的各种妊娠反应。药物出厂肯定是经过临床检验的，效果确实特别显著，又没有什么不良反应，于是在它上市之后立刻就得到了全世界范围内的广泛应用。但是过了几年后，研究人员发现从统计上来看这几年新生儿的畸形率显著地上升，后来经过一系列调查，才最终发现正是反应停这款孕妇药所导致的，后来这药在绝大多数地方都被禁用了。

在这个案例中，药物临床试验给出的是确确实实的"经验"，婴儿畸形更是血淋淋的"经验"，一个事件在发展的过程中给人带来的体验明显是不同的。所以大家一定要明白，经验有非常大的局限性，它的有效性取决于观察者的视野。观察的人不同、视角不同、尺度不同，得出来的结论一定不一样。

　　来参加手法班的同学，我在面试的时候一定会提出一个问题，尤其是针对那些已经有着很长的相关从业经历，或者中医专业的院校学生。我会问他们能不能放下自己过去的所学所见，不带任何有色眼镜地、像一张白纸一样地来学我的东西，或者至少要做到不把之前已经掌握的各种知识、手段、技术，带入到现在的课程学习和练习之中。

　　因为经验有一个特点，它往往是随着人的主观体验而生成的，绝大部分人都会无意中把自己过往的经验当成自己人生的一部分，由于人对自我的执着是非常强大的，所以很自然地对这部分经验也会有一个强大的执着。如果新接触到的东西，与他的过往经验相互冲突，他会产生一种"自我被否定"的感觉，从而尝试关闭沟通的渠道。在这种情况下想要向他传递任何东西都是非常困难的。

　　这种执着会形成一种束缚。最直接的例子，现代医学普遍有一种观点，认为椎间盘突出症只能缓解，无法治愈。但相信大家在充分了解了脊柱、椎间盘以及人体经络气血运行的特点，并学习了相应的脊柱手法之后，就会明白事实并非如此。

　　类似的情况，我们在修行中称为"所知障"。

　　不知道大家有没有听过类似的乡野神话传说。类似一个小孩儿进山迷路走不出来了，没有吃的，恐怕要被饿死。这时出现一个类似仙人一般的人物，交给小孩儿一个口袋，说着口袋里有果子，饿了就从里头拿出来吃，但千万别去数袋子里有多少个果子。小孩儿拿着口袋摸索着往山外走，饿了就吃袋子里的果子，发现袋子小小的，里头的果子怎么也吃不完。当他从山里走出来的时候，想看看自己还剩下多少个果子，结果这么一数，完了，果子吃到这个数就再也没有了。

晋代陶渊明非常著名的《桃花源记》，其实也讲了一个类似的传说。那个偶然踏进桃花源的渔夫，出来的时候"处处志之"，想要等之后扶向路而回，却怎么也找不到那个曾经到访过的桃花源。

我们不是要讨论这种乡野传说和桃花源是否真的存在。这里想要告诉大家的是，我们的所知障实际上就是你对事物所表现出来的某种现象的执着。就我们凡夫而言，可以观察到的任何东西，都不是这个东西的本质，只是它在眼前这个时间点，这些外部环境下所呈现出来的现象。我们一定要明白一点：任何事物越接近本源，越没有显现的东西可以让你抓。

《道德经》里说："天地不仁，以万物为刍狗。"为什么说"天地不仁"呢？"失德而后仁"，因为天地是德，德失掉了，所以才仁，"失仁而后义，失义而后礼"。我们看，在这个次第关系中，越靠前的概念越抽象："德"本身就难以形容，但我们都知道它和"道"字组合成"道德"的时候，是为人处事的底线与根基所在；"仁"和"义"也都是抽象概念，但是"仁"明显是要比"义"来得更博大宽广一些的；到了"礼"，已经完全是有迹可循的东西了，可以依葫芦画瓢照着做的东西了。我们人类的各种伦常，是因为最高的那个极为抽象的"德"我们把握不住，才逐渐退失到仁、义、礼。人家甚至不想把那个抽象的"德"给讲出来，用"不仁"来指代，还是怕有人把这个德落于名相。

所以最高的那个"德"是什么？失道而后德。后半句告诉你了："以万物为刍狗。"大家没有高低贵贱，也没有美丑善恶，但要注意这里所谓的"没有"，指的是不显现。正所谓家庭不和有孝慈，天下大乱有忠臣。在一个真正和睦的家庭里，孝与慈都是无法显现出来的；同样，一个国家只有在面临危机的时候，才开始显现出忠臣与奸臣。

听起来很玄，但实际上现代的科学已经在做相关的研究了，量子力学说的就是这个，包括测不准原理、薛定谔的猫，都是在告诉大家，并非是事物本来就是这样然后被你观察到了，而实际情况是因为你观察了，所以事物才显现成这样。

总而言之，经验让我们避免了许多弯路和伤害，可以快速成长；但是如果陷入经验，就会比较偏执、片面，有时候甚至会走入死胡同，这就是经验的两面性。我们需要做的是可以随时提取经验，指导我们生活、学习、工作。但又不能固守经验，随时放松禁锢的大脑，张开想象的翅膀在宇宙中翱翔。用全面的世界观，去看待和衡量一切事物。

第二节
矛盾对立统一

经常有人带着一些奇奇怪怪的案例，问我们能不能治疗。有时候我们的回答模棱两可："能，也不能。"这并不是我们在卖关子。大家都知道有一个"矛盾对立统一"的概念，这在中国传统哲学里，就是阴阳根本律，阴、阳并不是分离的。孤阴不生，独阳不长，任何事物离开了它相对立的那一面都没有意义，事实上每一件事物只有在有了它的对立体的时候，才呈现出它完整的样子。

因此，只要有这个疾病（阴），就一定有一个跟它对应的治疗方法（阳）。简而言之，从理论上讲只要是生病（阴），就一定能治愈（阳）。只不过要完成这个从"生病"到"治愈"的变化，相应的条件要具足。而医者的责任，就是找到这个"阳"，把它跟相对应的"阴"放在一起。

先跟大家讲三个故事。

第一个故事是早年我听到的。古代有位名医，有一天遇到一位进京赶考的秀才，半路生病了。名医看过秀才，认为治不好了。秀才当时虽然病重，却觉得终生的凤愿就是要考上状元，若是因为病，被耽误在半路上，实在对不起自己，就是死也要死在考场上。

抱着这个决心，秀才又上路了。走到某处又遇到一位大夫，比起之前那位名动四方的医生，这位大夫可以说是默默无闻，却不失为一个明白人，用一个很简单的方子，把秀才的病治好了。秀才考完试回乡，又拜访了那位名医。名医很诧异，就问秀才是如何被治好的，秀才说了治好自己疾病的那张方子，名医琢磨后感到豁然开朗，并顺着秀才的指引，找到了开方的那位大夫。

后来这位"有名医生"隐姓埋名，去跟这个"明白医生"学习。有一次来了一个病人，腹中生虫。"明白医生"就给他开了一些略有毒性的方子，包括巴豆这类有驱虫泻下作用的药。"有名医生"看到方子，却直接把处方中驱虫药的剂量翻倍了。病人吃完药后很快便康复了。

"明白医生"问"有名医生"为什么这么做。"有名医生"回答说，这个剂量体弱的人确实承受不了，但是我观察此病人年轻力壮，正气比较充足，腹中之虫多且强，用药不猛，恐怕不足以把虫打死，仅仅让其昏睡，等虫醒过来，下次再用药恐怕就没用了。

第二个故事是全国著名心血管专家洪昭光记录的病例。虽然他是名西医，但我认为这个病例对我们很有借鉴意义。有一位东北小伙子被诊断患了肝癌。小伙子是一名工厂职工，还是五一劳动奖章获得者，人高马大，非常壮实。在单位体检中得知自己得了肝癌，当场瘫倒在地，短短几个月，从近两百斤的体重瘦到皮包骨头，路都走不了。

小伙子认为自己就要死了，这时单位工会主席去找他谈话，因为他是劳动模范，对单位贡献比较大，工会主席问他有什么心愿未了，单位尽可能满足他。小伙子说自己身为中国人，从来没去过首都，没去天安门前看一眼，非常遗憾。由于当时他已经无法行走了，工会主席就安排了另外四名职工，抬着担架，抬着他坐火车去了北京。

在天安门看了升国旗之后，有一位抬担架的男子就建议，既然都来了北京，何不去找一位北京的名专家给看一下，反正结果不会更差了。于是四个人就抬着他，带着片子去找专家看了。北京的专家看完片子，直接往桌上一拍："什么癌症啊，你根本没有病。"几人纳闷儿，指着片子说肝脏区域有阴影。

大家猜一猜专家怎么说的？他说是小伙子之前太胖了，肝区附近器官肥大，拍片时影射到了肝脏上，并确诊小伙子没有肝癌。同行四人一听，觉得自己担架抬了那么久太冤枉了，转身就走。而这位小伙子，突然就站了起来，从诊室追了出去……

类似的案例我自己也亲身经历过。刚跟我爱人结婚那会儿，我孩子他爷爷有一次去看病说是得了肺癌。当时正好我也在住院，大家的心情都很沮丧，但还是决定去省里医院再查查。到省医院做二次的检查，还是确诊为肺癌。

我们并不死心，想再去别的地方找医生看。但是那个年代各方面条件不像现在，我们如果想要出河南看病，必须到省卫生厅开具证明。好不容易开出了证明，我公公他们老两口就搭着车来到了上海。老爷子是高级知识分子，长得也高大挺拔，这时候走路却颤颤巍巍都得有人扶着，完全没了气派。

可结果到上海的医院一查，医生诊断说肺上的阴影是年轻时得过肺结核遗留下来的。后来我婆婆回到家时跟我们讲，老爷子当时就拉着她跑出去吃肉了。后来一直很健康，前几年 90 多岁了才去世。

第三个故事是一位朋友的亲身经历，她的爸爸曾经是一位军人。老军人得了胰腺癌，查出来的时候已经有拳头那么大了。

当时她正好看过一篇朋友转发给她的文章，叫作《揭开上帝终极底牌》，里面有一个故事，讲美国有一对身患绝症的夫妇，决定在生命弥留之际变卖所有财产环游世界，让自己在旅途中告别人生，可结果两人身体却在旅途中逐渐康复了。而且，正好这位朋友有个亲戚是位非常权威的医生，也建议她别让老爷子受治疗那个罪，让她带着老爷子爱上哪儿上哪儿玩儿去。

于是她就跟她爸隐瞒了检查结果，说报告出来了，只是有点胃胀气，正好今年她没什么事，带他出去旅游尽尽孝心。于是两人就国内国外玩儿了半年，老爷子那个精神是越来越好。半年后回医院检查，肿瘤竟然只有大枣那么大了。

我们都希望故事到这里就结束了。但是后来她还是把她爸送进了医院，她说："我花得起那个钱，但丢不起那个人。"原来是她母亲走后她父亲找了个老伴儿，那老伴儿埋怨我这朋友不孝顺，父亲病了都不送医院治疗。这位朋友顶不住压力，就把父亲送去住院了。

进了医院就是标准化的流程，先是手术切除，后期配合化疗，不到三个月，老人走了。这枚胰腺上的肿瘤，从大到小是一个过程，从小到大又是一个过程。

故事讲完，大家是否理解了为什么会讲"能，也不能"吧？

说这病能治好，是从宏观层面来讲，任何一种病，能够发生就一定能够消失，这是万物的规律。不要把这当成空谈、讲大道理，无论作为患者还是医者，都一定要站在这个高度，对"任何病都有它对应的治疗方法"这一点抱有绝对的信心。

中医讲七情伤人直中脏腑，很多时候人心态的改变，对人身体的健康起到至关重要的作用。从第二、第三个故事的例子中大家也看到了，患者的情绪和信心会对自己的身体产生多大影响。

尤其是如果你认可自己是一名医者、治疗者，就一定要明白，并不只是具体的治疗手段才是治疗，任何促使患者往康复那个方向发展的行为，都是在治疗。所以自己抱有信心，并且让患者产生信心，让其进入更好的情绪状态，也是我们作为治疗者的责任。

在此基础上，我们再说"不能"。"不能"并不是拒绝，而是不要把事情想得太单方面，不要把话说得太满。在"名医和明医"的那个故事里，两个人都不是庸医，都是有水平的，但也出现了一个人没治好，另一个治好了；以及给出治疗方案的是一个人而药到病除的又是另一个人这样的情况。

落在大处的绝对的"能"，和落在小处可能出现的"不能"，这本身也是一对矛盾对立统一体。我并不是鼓励大家把话说得模棱两可，而是希望大家能把事物的整个变化过程看成一个整体，不要落在偏处。

讲到这里，大家应该知道该怎么做了。当人家带着病例来找你的时候，你一定首先要"春风化雨"，要给对方信心；接下来你要判断，这个患者你能不能治。

切记这个判断每次都要去做，绝不能因为这种毛病你过去曾经治好过，就认为这次也一定可以。有句话叫"佛度有缘人，药医不死病"，如果大家在这个领域做得比较久了，确实会发现有人与人之间存在相应和不相应这件事。这就像我们交朋友，有的人天然地让你觉得非常投机，有的人却让你说不出理由地在内心中抵触。你可以说这是一种眼缘。但是现在也出现了越来越多关于生物与生物，乃至生物与自然之间信息能量交换的科学研究成果。

这些信息和能量的交换是在精微层面的，我们大多数人在所谓的健康状态不一定能感受到。但是身体生病，本身就是精微层面的事，所以这种精微层面的信息能量交换，对于病人而言就非常重要了。

回到接收患者这个问题上。也许有人会问，有没有什么办法，让自己可以接纳的病人变多，让自己遇见病人感到亲切的情况越来越多，产生抵触感的情况越来越少？

其实大家能从矛盾对立统一体的结构上找到答案：任何事物都与他的对立共同组成一个整体。而这个整体，又能与整体自身的对立面再形成一个更大的整体，以此类推，可以不断地追溯。《道德经》讲："道生一，一生二，二生三，三生万物。"这个对整体的不断追溯其实就是对"三生万物"的逆向操作，最终是可以合道的。

当然，我们不讲那么远，但是它给我们的借鉴意义在于，告诉我们不要把视线落在任何一个偏处，为此失掉了全景。当你有足够广大的视野和胸怀时，你不再轻易地判断，因为你看到的都是整体。

第三节
量变到质变的过程

　　欧阳修的《卖油翁》大家都知道。之前有同学提问，是否练得越多技术就越好？我们通常都说量变到质变有一个飞跃的过程，但我要说的是，射箭的人有很多，卖油的人也有很多，所有射箭、卖油的人都达到卖油翁的这个境界了吗？

　　不一定，因为心态不一样。卖油翁在注油的过程中是一种心态平和的状态，这是其一；其二，一个人对自己做一件事情要有达到很完美的那种要求和目的，卖油翁就有这种想法。

　　我认识一个盲人，这个盲人自己能照顾自己的生活。我经常看到他往热水瓶里倒开水。大家有生活经验的话，就知道往开水瓶里注开水最好是把水注到距离瓶口还有一点距离的地方，瓶塞塞上后碰不到水，这样水温就不会通过瓶塞散掉。当然，如果水面距离瓶口太远，水量就少了。

　　我发现这位盲人每次倒开水，都是在水刚好离瓶口一点点距离的时候停下，很准确。过去我自己经常注水的时候还会溅到外边，是着急忙慌地在倒。这是心不平静的表现，从这一点上看，还不如这位盲人。

"我亦无他，唯手熟尔"，《卖油翁》这文章表面上在讲量变到质变，只要你努力地去练习，最后的结果就像庖丁解牛一样达到游刃有余的状态。但是你发现文章通篇没有讲庖丁的精神状态，直到最后这句"我亦无他"。

这句话，从某种意义上讲，还是让你要找到庖丁解牛的那种心理状态和归宿。虽然量的积累一定会达到质的改变，但积累到多少会发生质变？比如两个人干同一件事，他们都达到一个共同的标准，其中一个人可能只做了一遍，而另一个人做了三十遍。不同的两个人，积累了同样的数量，结果未必是达到同一层面上。

其实这里的量和质，也是阴和阳的关系，阴阳是不能分开讨论的。打个比方，假设有一千个人，一分为二各五百人，看似有"两个"了，实际上他们还是代表"人类"这"一个"。如果只考虑量的差异，确实有"两个"了；但如果讨论有没有质的区别，这里仍然是"一"。

当年毛主席讲所有的事物都是一分为二的，凡事都要从两个方面来看。这个也可以用中国哲学的阴阳根本律来解释，阴阳根本律是宇宙的根本规律。

西方人到了中国，不知道什么叫阴阳，他们认为是一个东西，一分为二，认为一个东西可以分成两个东西。中国哲学最关键的"阴阳"，传到西方变成了"一分为二"，等西方的"一分为二"再传回中国的时候，咱们也接受了"一分为二"，而在很多时候忽略了阴阳根本律。

　　于是现在就都变成了只有量的差异，看不到质的改变。但实际上量和质的关系，跟阴阳一样，是密不可分的。通过积累量，可以达到质的改变；而我们也可以通过改变质，直接完成了那个量的积累。

　　后者如何做到的？在于我们的心，在于一念。

　　学习手法的时候也是一样，咱不单有量的积累，不单每天要练，还得有另外一个面，也就是质的东西。卖油翁之所以达到那种境界，不单是他手熟。当然如果没有练过，瞬间就达到卖油翁的那种境界，有点不现实。但是如果心境没有进入那种新的层面，只靠量的积累，要达到那种水平是很漫长的。

　　但是我想就每个人单独而言，量的积累还是越多越好的，所以大家尽可能多去练习。当你不想练的时候，量没有了，你的心也不会有；当你去练的时候，最起码有量在。

　　在有量的基础上，再去寻求质，试着让自己的心进入一种新的层面。在刚开始练习的时候，说太多没用，大家可以先尝试"进入状态"。

　　大家平时可能会在走廊里见到我，觉得我总是匆匆忙忙的，可能很少看到我停下来跟人讲话说笑。实际上如果大家注意观察，我一走进教室，从面部表情、姿态，到给人的感觉，都会变得不一样，走进诊室也是另一种样子。其实不只是别人眼里的我产生了这种变化，从我个人内在而言，从走廊迈进教室门、走进诊室的那一刻，我自己的大脑也是不一样了。

　　这就是一种最基本的"进入状态"。我在授课与带教的时候，会收住所有的东西，抛弃所有的东西，在治疗状态时我会管住自己，让自己安稳。其实你的表情、动作、行为，一定跟你心里想的东西相关，时间久了还会让你形成习惯。

所以希望大家可以不断尝试"进入状态"，久而久之你也就掌握了调整自己心境的方法，而不是让自己的心一直处在一种"懵懵的"散乱状态中。

有学生还问我："我整天都见您乐呵呵的，您就没有烦恼，没有忧愁吗？"怎么可能会没有呢？只是在授课带教的时候，我要把些忧愁和烦恼放到一边，尽量保持一种热情饱满的状态。但我经常从教室走出来之后就开始想别的了，表情肯定跟着变了。看来以后我即便在走廊里走的时候，也得多笑笑，否则就不能算是"微笑服务"了，会让不认识我的人体验不到亲切感，没办法融入。对一位医生来说，如果看诊之时无法进入那种平和、亲切的状态，疗效往往也不会好。医者绝对不能让患者凉了心。所以我们一定要思考，怎么样在转换场景之后，"心"依然带着，至少让这个转换的过程更加平和。

由此，也就有一层境界供大家参考：当你掌握了"进入状态"之后，是否能把一种好的状态，在工作、生活中随时随地保持住？这就是"知常"。这个要求有点高了，但大家不妨了解一下。如果这一点都能做到，把面对患者的好状态带入到生活的时时刻刻，那么你就能在任何事情中都有所得，并将这所得，用来提升你的生活质量，甚至升华自己的生命。

《卖油翁》里不只有老翁，还有个善射箭的康肃公。射箭属于中国传统六艺，礼乐射御书数。过去我不理解，为什么射和御也是一种艺？后来我就发现，实际上御车是人与动物的一种沟通过程。即便是我们现在开汽车，你能开出平稳、快速并且很安全的效果，和你开得人都要飘起来了的感觉是不一样的。如果驾驭的是马车和马，马要跟你的心灵相通，你需要达到车跟马就像是你自己身体的延伸那样的状态。射箭也是同样的，当你进入弓箭是身体的延伸的那种状态，你就知道成绩会特别好。

我在 1976 年、1977 年曾经给民兵连、民兵营当过射击教员。咱们国家当时很多武器，包括小六零炮我都用过的。射击的时候，我对自己虽然要求尽善尽美，但也会有打到九环、八环的时候呀。

有一次户外温度在零下，冻得手僵，手指头在扳机上不太灵活，又不能戴手套，否则对扳机的触感不灵敏，射击的准头会差很多。那天打的是常规的 200 米半身靶，我们打了五发，我成绩最好，全部十环。

我后来试着总结，平时都会有九环的成绩，但那天天气条件恶劣，为什么反而全是十环？其实正是因为天气糟糕，就没心思想成绩好坏了，当时只关注到自己的动作，心思全在我用枪去完成这次射击这件事情上。正因为如此，我处在了一种"我的手跟枪是一体"的状态中。

这种情况后来还出现过。当年我们有夜间对抗赛，夜间 200 米半身靶射击。靶身上有一个小灯泡，灯泡连着一个手摇发电机。在刚开始练习的时候这灯泡是一直亮的，后来慢慢变成亮三秒，再慢慢亮一下就灭了，就像人晚上抽烟烟头的那个火星。就这样去模仿打仗的感觉。

在灯灭的过程中射击确实很难，但我发现我夜间的成绩出奇的好。我想正是因为在那种状态下射击，手端着枪，枪指着靶，三点一线，灯亮膛响，子弹已经出去了。那真是全身心都追着那个亮光，来不及想成绩，顾不上自己的"好"与"不好"了。

所以还是回到了心态上。卖油翁每天卖油，他从来没有想过会有谁因为自己油倒得好来夸自己两句，"无他，唯手熟尔"，他并没有认为他做了一件不得了的事，他只是这么做而已。当你在射击、治疗的时候，是否也能像卖油翁倒油一样，把身和心仅仅放在眼前这件事情上，然后去做，仅此而已，忘了得失，忘了身后，那时你就真正进入状态了。

所以除了量以外，大家要想质变，最重要修的就是心。心不能静下来的时候，往往是你不能正视自己，面对自己内心深处的一些东西。因为那些东西恰恰都在你静下来的时候跑出来找你。

我自己的体会是，人心底里多少都会有些欲望，会有阴暗的一面。有时候冷不丁地就会冒出来，但大家更多经历过的，可能是夜深人静自己独处的时候，开始胡思乱想。

这就好比是在一条公路上，当你自己在开车，是往来车流中的一部分的时候，还不会觉得什么。但如果你搬一把凳子，坐在路边，看着公路上的汽车，你就会惊讶：哇，有这么多车！

所以有很多人觉得自己总也静不下来，因为很多人在面对自己脑海里、心里这些东西的时候其实是不知所措的。当他不想静下来的时候，他其实在逃离那种不知所措的感觉。越不愿意去面对，就越不知道那是什么；越不知道是什么，就更加不愿意去面对。久而久之，人就变得不自知。

我根据自己的体会跟大家分享一个经验：一定要去有意识地放松自己，让自己平静，也就是要主动地去看一看自己的内心深处，去面对那些东西。可以找个机会，花一整天的时间，只是放松坐在那里想：我曾经做过、说过、想过哪些不应该、不恰当、阴暗的事，甚至把这些事情记录下来。要尽可能地回忆自己记事以来所有的言行，真正发自内心地去挖掘出来。这个过程不能给自己留退路，为自己找借口，不能想着"当时因为那个缘由，所以我才那么想、那么做、说了那样的话"。

完成了这件事之后，你会发现自己头脑变得比之前灵活了，各种觉知也会由迟钝变得敏感。我们的一言一行，都会在身上留下痕迹。并不是你不去面对它，它就不在了，它只是被放在了一边，处于"有待处理"的状态。这种"有待处理"堆积多了，就会占用你头脑和身体的"内存"。其实我们平时的行动和思维，受到这些东西很大的影响，只不过自己忘了，或者意识不到。

大家做手法的时候容易毛糙、紧张，这些状态都跟你身心深处那些细微的活动有关。所以去面对自己的心，让它平静下来，无论对量的积累，还是质的改变，都会起到至关重要的正面作用。

所以我常说眼前练得好的同学不要骄傲，未必最后你是走得最远的一个；练得不好的同学也不要觉得失意，未必你就不是飞得最高的那一个。手法的练习和静心在我们这儿都属于基本功，所谓基本功就是要日积月累地去落实。之前有人问我是否需要打打坐、练练功去进入某种状态，我的回答是：你学会把自己的内心平静下来就够了。

也许有些人会认为打个坐、练个功，就是让自己内心平静。事实并非如此，不信你去试试，大多数情况是不坐还好，一打坐脑子更乱！

事实上，当你把很多家里的事，包括夫妻、父母、子女、祖孙、同事、朋友等相关的事情都处理好了之后，你发现没有要考虑的事情了，你的心逐渐就平静下来了。我们大多数人的情况是，在做一件事情，各种此时此刻该想的、不该想的都来了，这种状态下你的心是静不下来的。所以平时要在"心"上面下功夫。

医界有一句古老的格言：患者不是我治好的，上天假借我的手而已！

上天为啥假借我的手，不借你的手、他的手？因为你的状态不符合这个传承，假借谁的手，就是谁接到了这个传承。这个人的心态符合这个宇宙自然规律，就假借你的手了。

所以有时候患者康复后说很感恩，我们会告诉患者是他们修来的福报，是医患的缘分，并不一定全部是医生的功劳。这种心态不卑不亢，日子久了你的心会变得平和，在这种平和的状态下你发现你的感觉会越来越敏锐，疗效也变得越来越好。而随着这样不断地进行量的积累，你的心态会更加的平和，就这样进入到一种良性循环。这个就叫作"量变到质变"。

我们和植物人区别在哪里？如果把这副身体想成一个器皿，那我们就是多了一个内在的精神内涵，于是变得鲜活。咱们的手法，四个节拍、三秒节律、磕头虫，如果只是机械的动作，那就只是一个"按摩椅"。不是没有人跟我谈过，说是做一个按摩设备，编一套程序交给患者去用。我说，哪怕跟人就差一点点，疗效也完全不一样。

简单的一套动作，正是因为有了我们的精神内核，就鲜活了起来，被赋予了生命。而它的治疗能力，正是来自这种"赋予"。

第四节
处处留心皆学问

我总会跟人提起我的一个朋友。

"上山下乡"以后，我在工厂待了十多年，之后又调到文化局工作。在工厂的时候我是电工，调到文化局后发现那是一个全新的环境，当时我也很郁闷，因为从一个领域到另外一个领域，真的觉得无从下手。局里的其他同事，有搞曲艺的、搞摄影的、搞书法的……我觉得自己是个外行，进入新单位什么都不会，要知道我在原单位可是中坚力量。为了在新单位站住脚，没办法，我就去学了书画的装裱。虽然后来也慢慢承担了单位的很多工作，管群众文化、民俗文艺以及各类展览。但是总觉得还是缺点啥，这颗心老是提着，觉得落不到地上。

这时我认识了一位朋友，他叫马宝光。他就是那种我们所谓的"通才"，因为他涉猎并精通的领域实在太广了，包括考古、诗词、音乐、武术、中医、制皮、宗教研究，当然也包括书画装裱。我曾开玩笑说他除了生孩子什么都会，却被他回我的一句话给震撼到了："处处留心皆学问。"

我记得当时大概是 12 月初，那个年代还时兴送挂历，我家桌上正好摆着许多朋友们串门儿带来的挂历。马宝光就随手拿起一本挂历，说想要在一个领域做出点动静其实非常简单，就拿这挂历来说，如果愿意做这么一件事，跑到各省的大城市收集挂历，时间跨度尽可能地长，地区覆盖尽可能地广，拿回来做个梳理研究，你会发现即便是小小的挂历也包含着某种趋势特征在里头，比如有几年全是美女画报，有几年全是盆景，有几年都是山水、诗词、《弟子规》……在样本足够多的情况下，把这些挂历的特征归纳总结起来，也能做出一个中国政治经济文化的风向研究来。

听完他这一番话，我当下愣在了那里，并不是不理解他所说的，而是诧异竟然有人能从随手拿起的一本挂历中看出那么多东西。但我们大多数人，都熟视无睹。

熟视无睹是我们的一种习惯，我想用我们的手法课来演示这个问题。每次讲新的单元，我都会在模特身上向同学们演示操作方法。我相信那个时候每个人都在看，看到了我的每一个动作和步骤。但现实情况往往是，大多数同学们看完了我的演示，回到练习中却仍然按照自己的那套继续做。

每个人都看到我是怎么做的了，甚至有人是很"认真"地在看，为什么仍然是这个结果？这就是熟视，却无睹。"看见"和"观察"是不一样的，前者是一个发生了的既定现实，后者是一个带有主动性的行为，这个主动性，是带着你的"性"的，心生为性，也就是需要你把心放在观察的对象上面。

大家可以去反观一下自己，大部分同学在看我演示的时候，心里面想的其实是自己，可能不断地在告诉自己"我应该这么做"，同学互相之间可能也会发现有人经常会一边看着我，一边自己做着动作在那儿比划。当同学们在这样想、这样做的时候，真的是在观察我吗？不是的，大家只是在看着我，观察的确实是那个"我"，那个自己。既然一直都是在观察自己，那么可想而知，等回去联系的时候当然还是按照自己原来那套去做啦！

我并不是要否定大家，要体会到这些确实需要一定的过程。我想要告诉大家的是，所谓观察，是不带着"自己"的。要说诀窍也很简单，其实就是字面意思：大家把那颗心，暂时放到我身上。在那一刻，你就是我，就当我的这些动作都是你做的，纯然地去感受我的状态。而这，就是所谓的"留心"。

我朋友讲"处处留心皆学问"，其实"处处留心"本身就是一门学问，原理听起来简单，要做到却不是那么容易的。刚才讲手法，场景还是在课堂学习，大家的注意力也是比较集中，经过提醒也能做得到"留心"。但是在生活中，我们是否也能像马老师那样留心手边的一本挂历，留心路边的一块石头，留心经过的一草一木？

熟悉我的人都知道，我特别喜欢看云，手机里还存着许多云的图片，大部分都是我在旅途中随手拍的。有的同学问我为什么总是看云，觉得这里头是不是有什么玄机，甚至有一期手法班的同学特别有创意地猜测："可能云是天空的'渗出物'，所以高老师喜欢看云，所以高老师手法那么厉害。"

这当然是玩笑话。但是大家也一定知道，我们常常把那些思考宇宙、思考哲学、思考各种高层次形而上问题的人，称为"仰望星空的人"。为什么是仰望星空呢？如果大家也有过仰望星空的经历，尤其是在特别晴朗、星河灿烂的夜晚，你抬头星空映入你眼帘的一瞬间，你一定会感受到一种博大和深远，一定不会是什么鸡毛蒜皮犄角旮儿的事情。因为那一刻，你的心，在星星那里，你的身边就是宇宙，你看到的是天地日月、山川万物，你自然就在那一瞬间博大了起来。虽然保持的时间不长，但哪怕只是一瞬间，在那个瞬间你不是在看星星，你是在看星星之所看。

不过可能因为星空我们不常看见，所以偶尔仰望一下会有那么大的震撼。但大家不妨想想，如果你能对平日里都熟视无睹的一花一木都留心，你眼中的世界是什么样子的？你身上的感受是什么样子的？你又会变成什么样子？

正如此前讲的阴阳根本律，讲的矛盾对立统一体，如果你真的可以做到游刃有余地处处留心，那么在那种视角、在那种感同身受的状态下，你也会很自如地能够观察到事物对立以及整体的特征。在这里我可以很确定地告诉大家，如果你这么做了，你一定会发现事物所蕴含的东西，比你想象的要多太多了。

所以留心本质上可以理解为一种沟通，这种感同身受的沟通方法，所获取的信息量比讲话、阅读都是要大得多的。这也是为什么将我们的手法称为"全息"手法的关键所在。"全息"是一个影像技术词汇，大概的意思是全方位投影，以此来展现更全面的信息。其实我们的一草一木就是这样一个又一个的投影，他们投射的都是那个共同的"道"。恐怕这就是为什么人们都说"行万里路胜读万卷书"了吧。而我们的人体、我们的生命更是一个个复杂的投影，也更多变。我们借助留心草木和身边万物，去把握那种全息的状态，并渐渐掌握这一门"沟通技巧"，运用到感受人体上时，你就明白什么是如掌上观纹了。

第五节
得失与修行的三士观

近几年国学热，大家一定常听到一个词——传承。这个词在西方文化的语境里更多被用在家族的场景中，比如传承家族财产或者传承家族的某种精神。但在中国，由于中华文明的脉络从图腾时期一直延续下来从未断代，"传承"一词在中国人的心目中往往会被赋予更厚重、更深远的意义，比如我们会说自己是"华夏儿女""龙的传人"。

传承的方式多种多样，现今大家最容易接触到的一种就是书本。书不是拿来读、拿来看的，也不是拿来背的，而是要用心去感悟、体会的。很多时候文字不仅体现表面的意思，它背后蕴藏着的那个更深刻的道理，一定是能让你身心当下产生某种感受的意境。当你进入了书中所表达的这种意境，与它共鸣，那就表示接到了传承。

不过比较理想的情况，还是能够遇到一位愿意带你的老师。正所谓"假传万卷书，真传一句话"，这种师徒之间口耳相传的传承方式往往更直接，更切中要害。很多时候师父嘴里的一句话，外人听起来是一个意思，在徒弟耳朵里完全是另一层境界，这就得益于师徒关系的特殊性。因此道家有言："宁给一锭金，不给一句话。"这句话可能是师父"临走"的时候告诉亲传弟子最关键的一句话。

还有一种更高层次，也更难的传承方式称为"心传"。这种方式难在语言上多作形容，只能亲身去体验。不过绝大多数最核心的传承都是通过心传来完成的。

其实我们可以把传承想象成一个电视信号，它的传递需要发射台、转播站、接收器来完成。老祖先的智慧传承就像发射台，转播站就像承上启下的师长，也是口耳相传不可缺少的环节，学习者就像接收器。

需要注意的是，传承分为"承接"和"传递"两个部分，而传递甚至还在承接之前。如果说承接是所得，那么传递就是一种责任。我们经常在古代小说里看到这样的故事，一位某个领域的宗师，收了许多弟子，但这些弟子又分外院的、内墙的、核心的。到最后老宗师可能是把自己毕生本领传给了一位"关门弟子"，传法前会准备一系列考验，而且最精华的部分可能只是一句话、一个动作、一个眼神，能不能接住，全看弟子的天资悟性。

小说当然有夸张的成分，但在中国传统中，择徒与传法一直是非常严肃重大的事情，这是客观事实。正所谓法不轻传，如果自己所传承的法不慎被"非人"学了去，那是"传非其人，慢泄天宝"，糟蹋了祖宗的东西；但也有另一句话叫作"得其人不教，是谓失道"，如果遇到合适的人，却未能把法传给他，那祖宗的东西从此就埋没了。

传承，其难在传。传法是个极其重大的责任，而传承二字传在承前，恰恰是在告诉我们，在接受某种传承之前，你一定要做好承担这份责任的觉悟。

汉语词汇非常有意思，可能是我们这个民族有先苦后甜、居安思危的性格特质，所以我们有很多词汇组合都符合类似"传承"这样的规律：把你的责任，或者说该做的事放在前面，而后面那个字是结果。如果违背这个规律，那么这个词的性质整体而言可能就不是那么的积极了。一个典型的例子就是"得失"。有得必有失，这还是源自中国阴阳辩证哲学，当你想到所得的时候，告诚马上就来了：它告诉你必有一失。而且"得失"这个词往往跟"计较"同时出现，计较得失，这在中国传统价值观里绝对不是什么积极的事。

相对地，还有一个词叫作"舍得"。先舍而后有所得，注意"舍"在这里并不是指我主动去丢弃某种东西，而是指对于眼前所失我都能坦然接受，实际上是一种"忘身"的状态，而"得"则是在我进入这种状态之后所产生的一个必然结果。而在我们中国人的语境里，说一个人能做到"舍得"，那是极高的评价了，通常都联系到一些高远的心灵境界。

先苦后甜也好，居安思危也好，类似传承、得失、舍得这样的词，本质上还是在描述中国传统文化中的核心世界观：一切事物都有阴阳两面，并且在不断变化。我们的传统文化不追求绝对的"好"，它追求的是事物"正在往好的那个方向发展"的状态，追求的是一种"向好"的潜力或者机会。这是一种对万事万物的动态观察，它不仅需要对眼前形势的直观判断，更需要一个时刻都瞄着未来的长远目光，只不过这个未来的结果，阴阳根本律已经告诉你了。

所以中华民族是一个谦逊的民族。谦逊不是自我否定，更不是自卑。谦逊表达的是一种希望：把自己放在低位，才有变得更好的空间和可能性。

这一点在修行中至关重要。所谓修行，就是不断地修正自己的行为。当你一只脚踏上修行这条路时，你就相当于已经承认了自己是有不足的，是需要修正的，是在低位的。所以修行之路必然是一条谦逊者之路。如果哪天你看到一个所谓的修行者非常桀骜不驯，那多数情况下说明他并不具备"万事万物都是动态的"这样的基本认知，或者就是他的修行之路已经走到头了。

在这样的认知基础上，我们的祖先根据每个人见地的不同，把修行的潜力做了一个归纳区分。我们常听说人分三六九等，基本上越是往上走，人的见地、言行，总是越合乎宇宙自然规律的。古代印度有一位大德叫阿底峡尊者，他把修行的次第分为上、中、下三士道，这个概念一直被沿用至今。

这里我也想跟大家谈谈我所理解的医者三士道。

下士，就有一个基本原则：做事不能损人利己。绝不能因为谋求私利而损害他人的利益，如果可以的话，做事在利益自己的同时，尽量让这件事也对他人产生帮助。咱们手法这个行业，在中医五术里方位居中，五行属土，是比较博大包容的。许多来学习的同学可能就是为了掌握一门手艺，有一份养家糊口的营生，并没有想太多其他的。我认为这无可厚非，大家都要生活。但是我希望大家不要把这当成一种谋利的手段，至少不能为了个人利益坑蒙拐骗，例如夸大疗效或者推脱责任这样的事。大家只要认可这个手法是个好东西，那么兢兢业业地去做，就算只是为了经营自己的生活，其实也帮助许多人缓解了病痛，得到康复，另一方面也无意中帮助了这样一个好的法更好地传播和延续。这样，也就是走在"道"上了。

中士，要做到利人利己。注意这里"利人"是在先的，也就是说，做一件事的出发点得是利益他人，而自己在做这件事的时候，也收获了好处。就像刚才讲汉语词汇结构时所说的，"利人"应该是你所做出的觉悟与承担，而"利己"是这么做以后产生的后果。这也就是为什么我跟我的弟子们说，要接到传承，至少得是中士。哪怕从词语结构都能看出来，"利人利己"与"传承"都是责任与担当在先，所得在后，两者发心接近，因此才有可能产生沟通和链接。其实中士的例子在现代商业社会也比比皆是，那些有名望的企业家，或者真正做到很大的企业，他们所从事的事情，一定都是对社会、对普罗大众产生了非常大的利益，很少会有例外。而从手法、从修行的角度来说，利人利己，也就是不断地在提醒你，要"留心"他人，把自己的心放在别人身上，去感受，去共情，然后你自然而然就会有所得。

至于上士，自然就是舍己为人了。听到这个词大家可能想到的都是雷锋、董存瑞、特蕾莎修女那样的人物形象，觉得太不可思议、太高不可攀了。的确，这对绝大多数人而言确实要求有点高，但我们仍然需要去了解一下它所形容的修行境界是什么样的。刚才我们有讲到舍得的"舍"，并不是指主动去丢弃，而是指对于眼前所失都能坦然接受的状态。所谓舍己，说得简单点就是把跟自己有关的事物、概念，全都看得很淡了，有点接近我们常说的"无我"。

但是要注意，只是接近，并没有达到，单纯的舍己还不是无我。其实舍己在描绘一种极其宽广长远的视角尺度，即当下的我，是在"舍"的这样一种状态，但根据阴阳辩证，当下的"舍"是会在长远的未来产生一个"得"的。只是由于这个时间尺度或者说空间跨度，太过于长远，太过于宽广，导致最后呈现出来的那个"得"，已经完全是另外一种形式的存在了。若要形容，那个"得"是显现于天地的，是显现在众生身上的，也就是我们所说的利他利人。所以"舍己"加上"利人"，才真正圆满了"无我"：由你自己的舍，经过阴阳辩证而得于众生，那个时候你就与众生无二，与天地无别。

"天下皆知取之为取，而莫知与之为取。"——《后汉书》

第六节
信、愿、行对学习治疗的作用

做任何一件事，都包括"信、愿、行"三个方面。

愿，三士观已经说了很多，这里就不重复讲了。

信，又可以分为两个方面。其一是自己作为一个人，言之所立，简单说就是讲出来的话是否能兑现；其二就是我们对一件事、一个人的信心。

汉语造字是遵循一定规律的。比如信这个字我们常跟"诚"字摆在一起，所谓诚信其实就是一个人所讲出的话最后成真了。大家千万不要简单地认为，信只停留在我们的精神和想法层面，只有包含了从一个想法、概念到落地成真的整体过程，才足以称为信。

大家每天都在用汉字，但是用得讲究的并不多。比如在现实生活中有很多类似这样的例子，比如一个人酒喝多了，说出了某种承诺，在当时那一刻他可能确实是真心的，并非存心骗你，但清醒之后又无法兑现。我们最多只能说这个人没有恶意，但若要说他在喝酒讲话那一刻心是诚的，那就不合适了。

这种现象虽然常见，但大家一定要记住，一旦进了医疗这个行业，作为医者，这种情况是非常忌讳的。生命与健康对于任何一个人而言都是最重要的东西，在对方的生命健康方面失信于人，绝对是个大事。所以我在授课的时候也常常会建议大家，平时说话宁可谨小慎微一些。比如患者来了会经常问这句话："我这个病能好吗？"我们通常会告诉他，有希望，但我们马上会强调治疗需要双方的配合，医者只是治疗的要素之一。

所以即便是你对自己的技术手段非常自信，也绝对不能把话说得太满，出于功利的目的吸引对方就更不可以了。一定要记住影响治疗的要素有很多，治疗者只是其中之一。光你自己信还不够，还要患者也信，而能够建立患者信心的，正是尽可能多地去一次又一次地落实你说过的话。

所以"信"也可以理解为一种沟通，用这种方式跟患者建立起链接。在跟患者打交道的过程中，我们也经常会遇到两类人。一种人表现得趾高气扬，可能因为他见多识广，通常有点自负；另一种人你总觉得他有点唯唯诺诺，甚至有点自卑，很可能是焦虑和紧张的情绪给他带来了很大的压力。此时作为治疗者可以参考一个原则，就是"你高我比你还高，你低我比你更低"。前一种人比较强势，如果你在他面前示弱，他会习惯性地轻看你，从而无法对你产生信服，那么治疗很难取得理想的效果；后者气场较弱，如果治疗者再以一种高姿态对他施加压力，他很可能会因为恐惧而回避问题，相反地，医者应该在沟通过程中放低身段，帮助患者建立信心和安全感。

患者信的到底是什么？我们总说治疗患者是"上天假借我的

手"，在这儿道理也是一样的，实际上患者信或不信的无非是自己的病能不能好，而治疗者在与患者沟通的过程中，就成了"康复"这个抽象概念的象征符号，呈现在了患者眼中。我们一直跟大家强调要知道自己只是一个通道，但大家也一定要明白这个通道对患者而言的重要性，因为此时此刻患者是否相信你，直接影响了患者是否相信自己能够在你手上得到康复。

信是起点，却指向终点。心诚则灵，"诚"指诚信，"灵"指疗效。所有的一切都要从信开始。有了信，就会发愿，至于发什么样的愿，取决于你"原来的心"是什么样的。现在流行一句话叫作"不忘初心"，其实就是当我们升起某种信念的那一刻，原原本本的那颗心。最终再由行动落实，带我们走向那个终点。

如何落实到行动？行，还有一个读音念"行（háng）"，大家不妨这样来理解：当某种行为不断重复地被落实，就形成了一个行当。如果说信和愿都还是属于内在的、自我觉知的，那么行就属于外显的，具有社会关系性质的。从修行的角度来说，当一个人真的是全然的天真通透，他升起一个信心就能直达本质。而愿，则可理解为对这种信心加上了一种决心和力量。而行，则是我们通过某种外部的显现，去印证自己的信和愿，并进一步强化它们。

明白了这层关系，其实就不难理解，这个"行"，其实代表了一种约束力。所谓修行，其实就是在不断地修正自己的行为，要尽量地让自己的言行向那个宇宙本质的规律靠拢，而普通人则完全没有这层顾忌。当你从内心中升起某种信念，并为此发出某种愿心，却不用相对应的行为去印证，用我们现在的话来说就是知法犯法，所以有句俗话叫作"地狱门前僧道多"。不要以为这是小事，事实上当我们的行为与内心当中真正的信念不一致，甚至背道而驰的时候，整个人会陷入一种严重的撕裂和冲突当中，我们身体和心灵上的许多问题其实都是这么来的，这一点大家一定要谨记。

第七节
庖丁解牛与观想法

我特别喜欢《庄子·养生主》里头"庖丁解牛"这则寓言，我觉得它简直就是为我们的手法准备在那儿的，惠王与庖丁的对话，把我想用手法向大家传递的信息，以及手法一层一层的功夫、境界，全都讲出来了。

这第一层次第就是观想。

我们生活在现代文明，大家都是想象居多，观想很少。想象更多的只是在脑部虚构，而观想则是先由心全然地去感受，把感受到的再构建出来，差别是极大的。我们来看看庖丁的宰牛经历，他刚开始杀牛的时候，眼里见到的就只是一头头牛而已。三年之后，他眼里已经没有完整的牛了，就像我们现在的工程师，你把一辆汽车放到他面前，他眼里可能是活塞、气缸、传动轴等一系列部件的组合体。也就是说，一头牛到了庖丁这里，已经被解构成了各种更加细分的部分。到这里已经需要一定的功夫了，因为你已经开始在破除事物最基本的表象，而观察到了"事物是由诸多部分、条件组合而成的"这一自然规律。

　　而到了惠王面前，庖丁的发挥就更不可思议了，他说他在解牛的时候，是"以神遇而不以目视，官知止而神欲行"。不再用眼或者感官，而是用神，这就意味着，此时此刻他完全摒弃了感官经验上的判断，把心神全然地放在牛身上，去感受牛。我们甚至可以夸张地说，此刻的庖丁，还是一副人的身体，神却已经是那头牛了。

　　这才是真正的观想。很多人都以为，观想就是在脑海中清晰地呈现出某个形象、某个画面，事实并非如此！真正的观想，一定是将心神浸润到你所需观想的事物上，你就是他，既是在那里感受、体验他，也是在感受、体验自己。否则就仍然停留在想象的层面上。

　　我们做手法的时候，强调找东西、找感觉，如果只是比较粗的肌肉结节方面的还好说，但如果要深一层到风寒湿热对人体影响的这些更精微的变化，就必须要把自己的心神放上去感受了。这其中的原理就像庖丁所说的，当你真正在感受那头牛的时候，你就会随着牛本身的构造，自然而然地在筋骨间隙关节窍穴间择隙而进。所以懂得观想与否，形成了手法疗效高下的巨大差异。

　　第二层次第在于一个"养"字。

　　记得当年"插队下乡"的时候，我去的那个地方有各种军马和奶牛需要喂，当时我们用的都是苜蓿。现在城市人可能见过苜蓿的都不多了，它在野地里是一个拳头一个拳头挨着长，开紫花，特别能扎根。我们都是得在秋天临近冬天的时候去收苜蓿，收下来存着给牛马冬天当食料，春天它还会再发。因为苜蓿是一种根系植物，割到地平面的时候它的根是非常粗的，硬撑过去手掌和心口都能震得生疼。所以我印象特别深，当时每天回家第一件事就是磨铲子，磨快了才割得动苜蓿。正所谓"工欲善其事，必先利其器"。

但这庖丁比我们的境界可高到不知道哪里去了，他对惠王说他解牛用的这把刀，"十九年矣，所解数千牛矣，而刀刃若新发于硎"。硎就是磨刀石，也就是说他的这把刀用了十九年，到现在还像刚磨出来的一样。

为什么能做到这种程度？庖丁说，因为他"以无厚入有间，恢恢乎其于游刃必有余地矣"。"无厚"说的是刀刃很薄，"有间"指的是骨节、肌肉、韧带之间的空隙，"无厚入有间"，其实就是刀刀都下对了地方，行于空隙，所以必然是游刃有余的。

我们手法课上的同学，经常会遇到肘子磨破了的情况。大家可以看看我或者其他手法师的手肘，并不是磨出了老茧才不破，相反我们的肘都光洁得很，保养得很好，因为要保持肘尖的敏感度。同学们在刚开始练习的时候容易肘破，其实还是动作不得要领，或者肘子没下对地方。可以试想一下，如果大家都像我们当年收苜蓿那样用铲子生怼，铁铲子都卷了，你的肘能不破吗？估计你肘下的人也好受不到哪里去。

游刃有余，除了在讲一种形态上的写意放松，更是要我们在操作的时候把握精准，以减小损耗。自然大道总是"损有余补不足"，但我们人总是"损不足而补有余"。不伤，其实就是养。会不会养，决定了你在手法这条路上能走多久。

但这种游刃有余的养法，一定是建立在你对患者身体结构和状态了然于胸的基础之上的，所以才有次第先后一说。

而次第的第三层，在于"所好者道也"。

近几年社会流行一个词语，叫作"匠人精神"，所谓匠人精神就是把手上一件简单的事做到极致。我喜欢《庖丁解牛》也正是因为这个，我一直觉得它是把一件事做到极致的完美体现，并且是把一件市井俗事做出了登堂入室的艺术美感。

大家看庖丁为文惠王解牛，他解牛的时候："手之所触，肩之所倚，足之所履，膝之所踦，砉然向然，奏刀騞然，莫不中音。合于桑林之舞，乃中经首之会。"这"桑林"和"经首"，都是古代用于祭祀的礼乐，是献给祖先和神明，进而希冀与其沟通的，是具有非凡意义的。

我们再看看通俗文学作品都是如何描述杀猪宰牛的？往往是一脸横肉，杀气腾腾，不说屠夫凶神恶煞的面孔已经是很客气了。而庖丁却把宰牛给做成一件如此优雅庄重，一件可在祖先神明面前呈现而毫无亵渎之感的事。

我记得大约是在 1990 年，我去一个同学家里，同学的妈妈当时在杀一只鸡。一般杀鸡也就是一菜刀下去给个痛快完事儿了，但这同学的妈妈很有意思，在杀鸡前非还不停地祷告："小鸡小鸡你别怪，你是人的一道菜。"这话听着好像让人想笑，但是同学妈妈当时的状态确实是非常严肃的。在有些地方宰杀牛羊，当地老人会倡导带着慈爱尊重的心，甚至举行一个仪式，然后才去了结牲口的性命。虽然牛羊都难逃一死，但是宰杀牛羊的人，经历了这样一个过程，身心状态是完全不一样的。至少他自己受到欲望贪念和杀戮嗔心的影响会小很多。

　　这就是为什么我希望大家在做手法的时候，多少能带着"所好者道也"的高远。做一件事所能取得的收获，确实是由你做这件事的心境决定的。"合于桑林，乃中经首"，是一件关于美感的事。而美感在很多时候，确实有着洗涤心灵的功效。大家在做手法的时候，是否也能当作自己就是在呈现一支赏心悦目的舞蹈，演奏一曲悦耳动听的音乐？毕竟，礼乐在古时候是用来沟通天地的，想要知道按照这种状态去做手法会产生什么样的效果，大家不妨去试上一试。

第八节
意、气、力

常有同学问："讲了那么多修心与手法的操作要领，那么意、气、力在手法中哪个起主导作用？"显而易见，这三者缺一不可，都无法独立存在。在讨论这三者的主次关系之前，我们不妨先做一个形而上和形而下的类比。

以购物作为例子，当我们买一件东西的时候，我们买的究竟是这个物体，还是它的用途？我们买杯子、碗，买鞋子、衣服等，这些东西都是有形物体。但是如果不是杯子能装水，碗能盛饭，鞋子装脚，衣服装人，且不说我们会不会购买它们，它们可能根本不会存在——因为没有用途的东西根本不会被发明出来。用一句经济学概念来表达，就是需求决定生产。

如果粗略地归纳总结整个人类物质文明世界，可以说都是先由人产生了某种想法，于是就创造了能帮助实现这种想法的器物。我们在生活、生产活动中出现了各种需求，于是基于这些需求，我们制造出具备不同用途的器物来满足不同的需求。

那么反过来，如果一个器物离开了它的用途，离开了"想法"，或者说离开了人，它会瞬间失去存在的意义，甚至它的存在都很难继续被定义。我们以一座房子为例，如果它脱离了供人居住、观赏等一切用途，那么它就变成了一个由泥沙、木材、金属等材料，组合成特定形状的一个"东西"，它已经不再是一座"房子"了。

很多时候人们认为这个世界是以有形物质作为基础的，这种观点并不全面。我们最多只能说，这个世界在我们眼中的呈现方式是以物质为基础的。但是大家一定要明白，离开了人，离开了意识，这些"呈现"根本无从谈起。

所以，如果从形而上、形而下的角度来说，人或者意识对房子而言是形而上的，房子之于人则是形而下的。物质是为了精神而存在，但精神同样需要物质来承载，否则精神缺乏具体形象化的表达，它的边界就会变得非常模糊。精神与物质，相互依存，缺一不可。

不只是相互依存，更进一步来讲，我们甚至可以说精神与物质，或者意、气、力是一体的。我们都知道在物理学中物质有三种基本形态：气态、液态和固态。以水为例，虽然在肉眼观察下，水蒸气、水、冰是三种完全不同的东西，但是它们三个确实是同一个东西，分子结构都一模一样，只是因为温度差异导致分子间隙不同，才呈现出不同的状态。

我们不妨想象一台蒸汽机的构成：它固体的部分，对力的传导是最直接的；气体的体积变化是最大的，同样质量的气体，在不同条件下可以产生不同的能量；液体介于两者之间，兼顾有效传导能量和释放能量，折中平衡，也可作为润滑缓冲。

现在回到手法，从形而上和形而下的角度来讲，手法的作用为形而上的，手法师为了对方康复的想法和愿望也是形而上的。那么手法本身相对于这种愿望来说，就是形而下的。人有了想法，才会付出行动，但是行动也需要气血来支持，这样想法才会变成结果。也就是说要先有你的想法，想法就是意，有了意才能推动气血的运行，这就是气，气血推动肉体运行完成做功，这就是力。这是一个类似杠杆的传导过程，始发的那个根源在于意。

另外，就像蒸汽机一样，我们也可以用气态、液态、固态的变化来理解意、气、力之间的关系。意就像气体一样，无形无相，但却是可塑性最强、最多变的，释放能量的潜力也是最大的；力就好比是固体，非常稳定，在能量的传导上简单而直接。气就像液体一样介于两者之间，起到一个平衡和缓冲的媒介作用。

第九节
技术与艺术的差异

从表面上看手法和艺术是没有什么关系的。艺术一般指绘画、摄影、雕塑、音乐、舞蹈、书法等领域。但是大家是否想过，表扬某一个人管理得好，就会称他有管理的艺术。某个人讲话讲得好，就会称他有演讲的艺术。厨师之间的比赛，一般叫"厨艺"大赛。

我们在心理上、情感上、自觉不自觉地把各行各业、各个领域做得优秀的、极致的事或物称为艺术。一个好的手法，我们不单要从疗效上去区分它，也应该从艺术的角度去鉴赏或考量它。

唐代著名画师吴道子，被后世尊为"画圣"，穷丹青之妙。在一个故事中，他与另外一位画家同去比试绘画，他俩比了好几次，一时分不出高下来。有一位大臣出了一个主意，让他俩为皇后画像，再请皇后自己来判断谁画得好。于是，把他俩画的皇后像呈给皇后看。皇后一看，指着吴道子的画说："这个画啊，把我心里想事的状态都画出来了。"可谓神似了。

宋代苏轼曾评："道子画人物，如以灯取影，逆来顺往，旁见侧出。横斜平直，各相乘除，得自然之数，不差毫末。出新意于法度之中，寄妙理于豪放之外，所谓游刃余地，运斤成风，盖古今一人而已。"单纯把人像模仿出来称为"画匠"，如果把人的神韵能够画出来，才可称得上是艺术！艺术中所蕴含的精神，是能够传之久远的。那种瞬间的灵感和精神就是艺术的灵魂。好的作品不单具备真实展示人物的面貌，重要的是通过你的作品感染到鉴赏者，这体现的不仅仅技术，更重要的是具有灵魂意义的作品——艺术。

我们在做手法的时候，就像在塑造艺术作品一样，是一个融入心力和身力的过程。在这个过程中我们感受人体的经脉如同河流，肌肉如同山峦，这种欣赏的感觉也就是艺术，因为不光是为生存而劳动，而是在享受这种创造的过程。在这一过程中，你的灵魂是自由的，你的快乐是由衷的，你是在塑造生命的艺术，筋肉由原来粘连泥泞变为生机勃勃，骨节由原来七零八落变为整齐如一，患者恢复健康就意味着艺术作品完成了！

如果对方需要你用力，你就会用力；对方需要你轻一点，你就会轻一点；对方需要停留一会儿，你就会停留一会儿；对方觉得好了，你就走了……你们之间不是再用语言交流，而是在意会。感觉对方的所思、所想、所求，用你的手法展示出来，让手法在感觉的海洋里畅游。这就是心与心的交流，心与心的沟通，心与心的同频共振。如此，就让手法具有如同艺术般的感染力。

第十节
内求法与外求法的区别

大家都有上学的经历，是不是都有一种感觉。希望老师讲得好、性格也好，课堂上也轻松。在考试前希望老师给予好的指导和建议，能取得好成绩。但是大家有没有想过，非常有名望的老师所教出来的学生，也不是成绩全都考得很好。

以上的那些想法，只是把希望建立在别人的身上，有时候就是希望越大失望越大。再好的老师，再有能力的老师，他所教授的东西，必须是你要愿意学，主动学才行。就像电视机有很多的频道和节目，节目就像老师在授课，但是你不打开电视机的开关，并且找到你所需要的频道，你是看不到你所喜欢的节目的。

外因是条件，内因是根本，外因永远都是通过内因起作用的。很多人愿意把不切合实际的愿望放在别人的身上，结果不如意就会指责对方没有做好。

听说过这样一个事情，有人过马路，别人劝他说现在是红灯，得等到绿灯后再过；而这个人说，他们不敢撞我！是，他们不敢撞，但是你把自己生命交给别人来管理，别人没有这个责任，也没有这个义务。如果司机因休息不好、饮酒、愣神或因视线的干扰等因素撞到了你，受伤的会是谁？！一旦出了问题又会首先指责司机，这叫迁怒。

自己的生命自己不去珍惜，自己的健康自己不去关注，自己的学习自己不努力，把希望建立在别人身上都是不切合实际的。每个人都应该明白，我的生命我负责，我的健康我负责，我的学习我负责，我的一切都由我来负责。

无论是生活、工作、学习遇到什么样的问题，都要从自己身上找原因。有一句话说得好："成功人为成功找方法，失败者为失败找借口。"还有人说："没有做不到的，只有想不到的。"如果我们都能够从自身上找原因去思考、努力，这就是学会了内求。

关注外界是为了更好地把握自己，取长补短或警示自己；但外因并不是决定自己是否能够成功的标志。如果有心，无论是外在的原因还是内在的条件，都是促使自己进步的因素。

第十一节
自　讼

《论语·学而》曰："吾日三省吾身。"

"讼"是打官司，"自讼"是自己给自己打官司。一场官司打下来起码的参与者有检察院（提起诉讼）、法院（量刑）、原告、被告、律师（辩护）。自讼的时候检察官是自己，法官是自己，原告是自己，被告是自己，律师还是自己。

一个人每天生活、工作、学习肯定要说话、做事情，有没有事情没做好？没做好是能力问题还是态度问题？说话有没有说了不该说的话或者有没说好的话？没说好的话是为什么要那样去说？当时那么说是什么原因促使的？是自己的问题还是对方的问题？是自己的问题应该怎么去解决？如果是对方的问题，是你不理解对方，还是对方有实际存在有你不了解的问题，造成误解？每天这样的事情可能会频繁发生，但是如果让其过去了就过去了，这样的话自己永远都不会进步和提高。

如果有了自讼，每天反思一下，把一天所做的事情想清楚，或者是事情刚过就要反思一下。找到自己的不足或者错误，不足者及时弥补不足，提升自己；错误的要及时改正，并且避免同样的事情再次发生。这就是自讼。

很多时候，自讼是很难继续下去的。因为自己是检察官，要不要提起诉讼呢？自己又是法官，要不要为自己判刑，自己又是原告，哎呀，事情很小算了吧，不告了；自己又是被告，事情不是我一个人干的，对方也又错；当律师的自己再给自己一辩护，自讼就没有希望了，讼就没了！如果要进行自讼，一定是检察官要提起诉讼，法官要判刑，原告要告，被告要服，律师不去为自己辩护。至于是判刑、量刑，是赔礼道歉、认错还是自罚，这就要看身兼数职的你要不要跟自己过不去。逼一逼自己，可能自己就又向前迈了步。讼的过程是痛苦的，但结果是美好的。

附

圣洁脊柱全息手法歌诀

手法治疗贵疏通，医生责任记心中。

每次始终两头轻，每下必是磕头虫。

阴阳互根分轻重，重患轻健痹不同。

注意力度大和小，疼痛阈值要分清。

一个动作四节拍，三秒节律很轻松。

一下接着一下走，经络似渠保畅通。

轻重缓急理清晰，重点时间要保证。

左右对称分轻重，重点原因要分明。

力量不足放慢点，屈膝蹬地借力行。

无论男女和老幼，沟通交流好心情。

学习观察和模仿，治疗目的针对性。

看待问题要全面，处理问题思路清。

低态进入找感觉，天地人和接传承。

代后记

感　恩

正是由于"正脊心法"，我的人生从此转变，有了绚烂的色彩。

首先感恩我的母亲。无论这个世界给予她什么，她都坦然接受；无论遭遇到什么，她都把她的善良温柔留给每一位她遇到的人。母亲给予我的不仅仅是生命，母亲对我人生之路影响至深、至大！

其次感恩我的恩师。至今忆起当时遇到师父的情形，那种感觉，就像是世界一下子从平面变成了立体的，从黑白变成了彩色的。是师父让我对自然、对社会、对生命有了真正的认识与体证，改变了我的人生轨迹。

最后感恩我的家人。我选择投身中医传承行列，选择"本立而道生"的探索之路，得到了家人的温暖和支持。

我的儿子很多年来在事业上不断给我鼓励，给我启发。我的爱人放弃他已有的事业帮助我完成心愿，直到现在他还是一如既往支撑我们的家，让我在疲惫时有一个可以休憩身心的温暖港湾。有时想起来，亏欠他们太多、太多……我只有把我所得到的传承奉献出来，去利益更多的人。

特别鸣谢：浙江中医药大学附属第一医院胡雪琴博士、广西南宁同有三和中医门诊部陈喜健医师长期学用正脊心法，并将其进行了基于临床实践的整理。陈玥谷、吴心立、马昆、王歆慈、赵江滨、郑红燕、章董萍、卢铭路、洪净、赵金航，以及将大量录音材料整理成文字的手法班同学们，也对本书的顺利出版提供了诸多帮助。

高圣洁

2022 年 1 月